ARTHROSE

LES SOLUTIONS NATURELLES POUR VOS ARTICULATIONS

DR PHILIPPE VEROLI

nature et vitamines

Collection dirigée par Brigitte Karleskind

Dans la même collection

Vitamine D mode d'emploi

Potassium mode d'emploi

Prévenez et soulagez vos allergies naturellement

Conception graphique et réalisation :

Catherine Julia (Montfrin)

Illustrations : Idée Graphic (Toulouse)

ISSN : 2269-7330

ISBN 978-2-36549-042-9

Imprimé par France Quercy à Mercuès - N° 70498

(France)

Dépôt légal : 3e trimestre 2013

SOMMAIRE

AVERTISSEMENT

Les informations contenues dans ce livre
ne peuvent pas remplacer un avis autorisé.
Avant toute automédication,
consultez un médecin ou un pharmacien qualifié.

INTRODUCTION

L'ARTHROSE RÉSULTE D'UNE DÉGRADATION PROGRESSIVE du cartilage des articulations. Maladie très fréquente, elle touche près de 10 millions de Français et on estime à 9 millions le nombre de personnes arthrosiques consultant un médecin chaque année en France.

L'augmentation du nombre de personnes touchées par cette affection dans la population est préoccupante. Ainsi, l'arthrose est en France la deuxième cause d'invalidité, une des principales sources de handicap de la personne âgée, et la première indication de prothèses de hanche et de genou. Il s'agit donc d'un problème majeur de Santé publique dont le coût dépasserait aujourd'hui 2 milliards d'euros par an.

Une étude très récente a montré que l'arthrose n'est pas seulement une maladie handicapante, elle est aussi une maladie mortelle : le taux de mortalité des personnes atteintes d'arthrose est en effet supérieur de 55 % à celui des non arthrosiques. Notamment parce qu'elles ont plus de risques que les autres de souffrir de problèmes cardio-vasculaires.

La prise en charge médicale de l'arthrose associe des traitements médicamenteux ou non, ces derniers étant tout aussi, voire plus, importants que les premiers. En effet, les médicaments agissent surtout sur les symptômes : antalgiques et anti-inflammatoires soulagent temporairement la douleur mais n'ont aucune action sur la progression de la maladie dont les mécanismes ne sont pas totalement élucidés à ce jour.

Alors que ces médicaments présentent des effets indésirables parfois graves, limitant ainsi leur utilisation prolongée, la Nature nous offre une vaste palette de plantes, vitamines, oligoéléments et autres substances pouvant agir très efficacement dans la maladie arthrosique sans les inconvénients des médicaments allopathiques. Ces produits naturels, encore trop souvent méconnus des médecins, mériteraient d'être prescrits en première intention aux personnes atteintes d'arthrose car ils freinent l'évolution de la maladie et limitent le risque iatrogène (risque d'effets secondaires des médicaments).

Pour combattre l'arthrose le plus efficacement possible, il est aussi et surtout nécessaire de reconsidérer de nombreuses habitudes quotidiennes tant sur le plan de l'alimentation que des activités physiques. Tout comme il a fallu plusieurs mois voire plusieurs années pour abîmer une articulation, c'est dans la durée que ces modifications de comportement permettront de limiter au maximum la progression de la maladie.

Ce n'est qu'en cas d'échec de toutes ces mesures, et quand l'articulation est très endommagée, que l'on doit se tourner vers le chirurgien pour la pose d'une prothèse articulaire. Les grands progrès de la chirurgie et de l'anesthésie permettent alors de retrouver une réelle autonomie.

PARTIE 1

PRÉSENTATION DE LA MALADIE

CHAPITRE 1

L'ARTHROSE : QU'EST-CE QUE C'EST ?

L'ARTHROSE EST UNE AFFECTION CHRONIQUE DES ARTICULATIONS, on l'appelle aussi « arthropathie chronique dégénérative ». C'est la maladie rhumatismale la plus fréquente, loin devant les rhumatismes inflammatoires et les autres maladies des articulations. Elle se caractérise par l'usure anormale du cartilage articulaire et de l'ensemble de l'articulation.

Les médecins ont longtemps pensé que cette maladie consistait en une simple usure mécanique du cartilage. En fait, on sait maintenant que l'arthrose est une maladie inflammatoire articulaire, et que c'est l'inflammation chronique qui détruit progressivement le cartilage et toutes les structures de l'articulation, notamment l'os et le tissu synovial. C'est pourquoi on parle aussi d'« ostéoarthrite » (« ite » étant un suffixe qui désigne l'inflammation).

À RETENIR

L'arthrose est une maladie inflammatoire qui atteint toutes les structures de l'articulation. Ce n'est pas seulement une maladie du cartilage.

Selon des données récentes, l'arthrose ne serait pas seulement une pathologie locale mais une maladie systémique qui s'intégrerait dans une altération globale de la santé. Ainsi, on constate que l'arthrose généralisée est plus fréquente chez les personnes atteintes de syndrome métabolique[a]. Il a aussi été montré que l'arthrose peut favoriser d'autres maladies : chez des souris susceptibles de développer une maladie d'Alzheimer, celle-ci est plus fréquente quand on déclenche une arthrose expérimentale. Les molécules inflammatoires produites dans l'articulation arthrosique pourraient, en passant dans le sang, favoriser d'autres maladies en créant des lésions à distance.

Les premiers symptômes apparaissent généralement à partir de 40-50 ans, mais la maladie commence souvent bien plus tôt dans la vie. Elle est caractérisée par la douleur, typiquement mécanique (c'est-à-dire survenant lors des mouvements) et diurne (survenant le jour).

a Le syndrome métabolique (maintenant dénommé syndrome cardiométabolique) n'est pas une maladie en soi, mais un regroupement de plusieurs facteurs de risque qui semblent avoir des mécanismes communs et augmentent le risque de survenue de diabète de type 2, de maladies cardiaques et d'accident vasculaire cérébral. On parle de syndrome métabolique quand au moins trois des anomalies suivantes sont réunies chez une même personne :
- obésité abdominale (tour de taille supérieur à 100 cm pour les hommes, et à 88 cm pour les femmes) ;
- hypertension artérielle (pression artérielle systolique > 140 mmHg et/ou pression artérielle diastolique > 90 mmHg) ;
- HDL cholestérol bas (le HDL est le « bon » cholestérol) ;
- hyperglycémie à jeun égale ou supérieure à 5,6 mmol/l (ou 101 mg/dl) ;
- hypertriglycéridémie (triglycérides sanguins supérieurs à 1,7 mmol/l (ou 150 mg/dl).
Le syndrome métabolique multiplie par trois le risque d'accident cardiovasculaire. Il est donc important de traiter ces anomalies.

Les articulations les plus fréquemment touchées sont celles du genou, de la hanche et de la colonne vertébrale. Cependant, les autres articulations, comme l'épaule, la cheville et le poignet, peuvent aussi être atteintes. L'arthrose des doigts (appelée arthrose digitale) est également très fréquente, surtout chez les femmes.

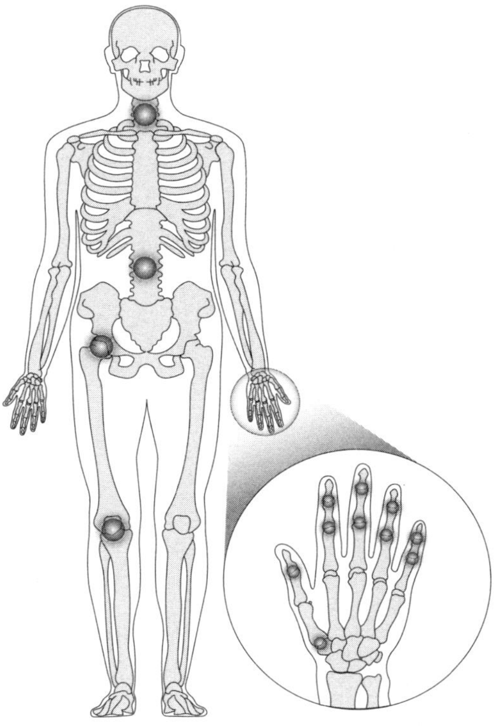

Localisation des articulations
présentant les arthroses les plus fréquentes

CHAPITRE 2

UNE MALADIE DU VIEILLISSEMENT

L'ÉPIDÉMIOLOGIE[b] DE L'ARTHROSE, QUI RESTE MAL connue, peut être grossièrement calquée sur celle de l'espérance de vie. En effet, la fréquence de l'arthrose augmente avec l'âge.

Du fait du baby-boom et d'un apport migratoire important, la population française est passée, entre 1950 et 2000, de 41,6 millions à 58,7 millions d'habitants (soit un taux moyen annuel de croissance de l'ordre de 1 %).

Durant cette période, la répartition par tranche d'âge est restée stable, mais il n'en sera pas de même dans les cinquante ans à venir. En effet, en raison de l'allongement considérable de l'espérance de vie (estimée pour 2050 à 89 ans pour les femmes et 82 ans pour les hommes, alors qu'elle était de 83 ans et 75 ans respectivement en 2000), la pyramide des âges va être remaniée de façon importante à l'horizon 2050. À cette date, 22,4 millions d'habitants seront

b L'épidémiologie est l'étude de la fréquence et de la dynamique des états de santé dans la population (épidémiologie descriptive) ainsi que des relations causales en rapport avec la santé humaine (épidémiologie causale).

âgés de plus de 60 ans, soit 85 % de plus qu'en 2000. Ils représenteront alors 35 % de la population totale. Les plus de 75 ans seront trois fois plus nombreux qu'en 2000 et les plus de 85 ans quatre fois plus nombreux (soit respectivement 11,6 et 4,8 millions, pour 4,2 et 1,2 millions en 2000).

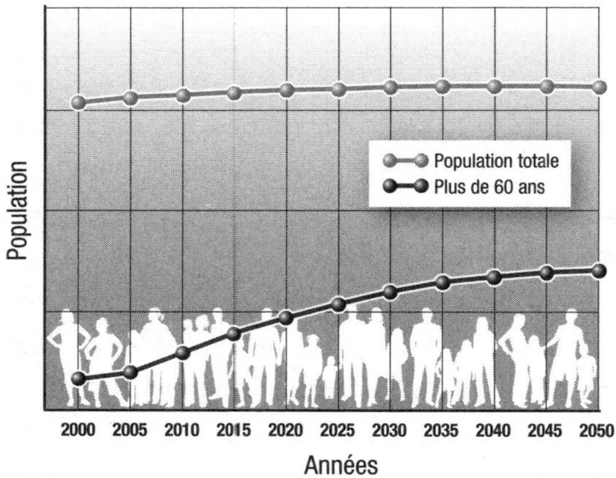

Évolution de la population sur la période 2000-2050

Alors que l'arthrose touchait environ 4 % de la population en 1900, elle concernait 12,5 % de la population en 1988 et devrait atteindre 22 % des Français en 2030 du fait du vieillissement de la population. En effet, la prévalence[c] de l'arthrose augmente avec l'âge. Par ailleurs, il s'agit d'une

c La prévalence est le nombre de personnes malades à un instant donné sans distinction entre les cas nouveaux et les cas anciens. Le taux de prévalence (souvent rapporté sous le terme de « prévalence ») est la prévalence rapportée à la population totale.

maladie que l'on voit maintenant chez des personnes de plus en plus jeunes, ce qui augmente encore le pourcentage de personnes touchées dans la population.

Ainsi, compte tenu du vieillissement de la population, il faut s'attendre à une très forte augmentation de la prise en charge de cette maladie dans les années à venir.

On estime actuellement que l'arthrose fait souffrir entre 9 et 10 millions de Français, touchant principalement les personnes de plus de 45 ans. Alors que seulement 3 % de la population de moins de 45 ans est touchée, 60 % des plus de 65 ans et 80 % des plus de 80 ans sont atteints d'arthrose à une ou plusieurs articulations.

La fréquence de la maladie varie en fonction de l'articulation touchée

L'arthrose du genou (appelée gonarthrose) est particulièrement importante et représente la première cause d'incapacité fonctionnelle chronique dans les pays développés. Le genou est l'articulation la plus fréquemment atteinte par l'arthrose : 6 % des femmes sont concernées entre 50 et 59 ans (contre 4,7 % pour les hommes), 10,5 % des femmes entre 60 et 69 ans (contre 6,8 % des hommes), et le taux atteint 15 % pour les femmes âgées de 70 à 75 ans (contre 10 % des hommes).

L'arthrose de la hanche (appelée coxarthrose) est moins fréquente puisqu'elle touche 2,2 % des femmes entre 50 et 59 ans (contre 1,6 % des hommes), et ce taux atteint 5,1 %

pour les femmes âgées de 70 à 75 ans (contre 3,9 % des hommes du même âge). Dans 50 % des cas, la coxarthrose est en rapport avec une anomalie de l'articulation.

L'arthrose digitale (arthrose des doigts) atteint 10 % de la population âgée de 40 à 50 ans. Cette prévalence augmente très significativement avec l'âge, puisque chez les personnes de plus de 70 ans, plus de 90 % des femmes et 80 % des hommes en sont atteints.

L'arthrose de la colonne vertébrale (arthrose rachidienne ou spondylarthrose) est la plus fréquente, mais non la plus invalidante. Une étude anglaise récente a montré que sur une population de personnes âgées de plus de 50 ans, 84 % des hommes et 74 % des femmes présentent des lésions arthrosiques rachidiennes visibles sur une radiographie. L'atteinte des vertèbres dorsales et lombaires est la plus fréquente, mais les symptômes se manifestent surtout lorsque l'atteinte est lombaire.

Toutes les autres articulations peuvent aussi être concernées mais l'épaule, le coude, le poignet, la cheville sont plus rarement atteints.

On estime à 9 millions le nombre de consultations annuelles pour arthrose. Consultations suivies de prescriptions de médicaments, d'arrêts de travail, et parfois de chirurgie : l'arthrose représente une charge pour la collectivité de plus de 2 milliards d'euros par an. Il s'agit donc d'un véritable problème de Santé publique.

À RETENIR

La fréquence de l'arthrose augmente avec l'âge.

CHAPITRE 3

LES MÉCANISMES À L'ORIGINE DE L'ARTHROSE

POUR BIEN COMPRENDRE LES MÉCANISMES DE L'ARTHrose, il est nécessaire de connaître la structure et le fonctionnement d'une articulation normale.

Anatomie d'une articulation normale

Une articulation est composée d'extrémités osseuses qui se mobilisent l'une par rapport à l'autre. Ces extrémités sont recouvertes de cartilage et sont tenues les unes aux autres par une capsule articulaire qui délimite l'articulation, et par les ligaments de l'articulation qui assurent sa stabilité. La face interne de la capsule articulaire est tapissée d'une muqueuse appelée synoviale.

Cette dernière (voir schéma page suivante) fabrique un liquide articulaire (le liquide synovial ou synovie), de consistance filante (comme du blanc d'œuf), qui baigne le cartilage et lubrifie l'articulation.

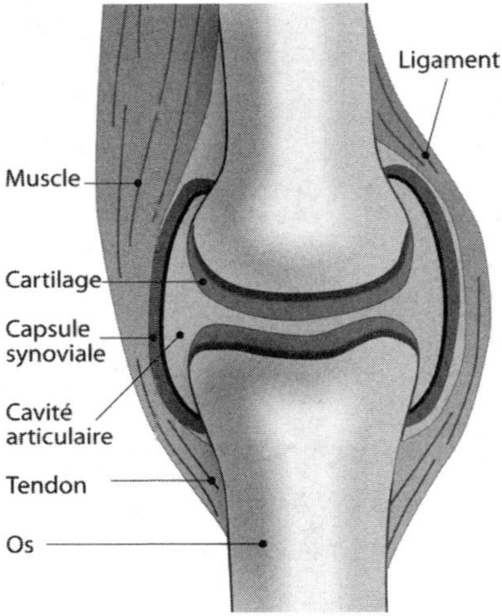

Articulation normale

Le rôle essentiel du cartilage

Le cartilage qui recouvre les extrémités osseuses a une double fonction dans l'articulation.

Il absorbe les chocs grâce à un effet amortissant : lorsque l'articulation subit une pression, le cartilage est comprimé ; quand la pression se relâche, le cartilage retrouve ses dimensions d'origine.

Son autre fonction est de permettre aux extrémités osseuses un glissement parfait, sans friction, l'une par rapport à l'autre. Cette fonction est fondamentale car elle permet à l'ensemble du squelette de se mobiliser de manière fluide.

À RETENIR

Grâce aux cartilages, nous pouvons mobiliser toutes nos articulations et nous déplacer sans difficulté ni douleur.

Mais le cartilage ne peut remplir ses fonctions que s'il est en bonne santé.

Qu'est-ce qu'un cartilage en bonne santé ?

Le cartilage sain a un aspect lisse, poli et brillant. Tissu vivant, il est normalement en perpétuel renouvellement, même chez les personnes les plus âgées. Il se renouvelle tous les trois mois. Un cartilage sain doit disposer de trois éléments pour assurer sa souplesse et sa solidité : des protéoglycanes, des fibres de collagène et des chondrocytes.

LES PROTÉOGLYCANES

Ce sont des molécules ayant une structure et des propriétés biochimiques très particulières qui procurent au cartilage son élasticité. On dit qu'elles sont hydrophiles : elles attirent et retiennent l'eau comme des éponges.

Un protéoglycane est constitué d'une molécule d'acide hyaluronique sur laquelle s'attachent, comme les poils d'une brosse à dents, des glycosaminoglycanes qui sont des protéines de soutien garnies de chaînes de sucres.

Les chaînes de sucres des glycosaminoglycanes sont de deux types :

- des sulfates de chondroïtine (environ 100 par glycosaminoglycane) ;
- des sulfates de kératane (environ 60 par glycosaminoglycane).

Le sulfate de chondroïtine est constitué de séquences répétées de deux sucres : l'acide glucuronique et le sulfate de N-acétyl-galactosamine.

Le sulfate de kératane est constitué de séquences répétées d'acide glucuronique et de sulfate de N-acétyl-glucosamine.

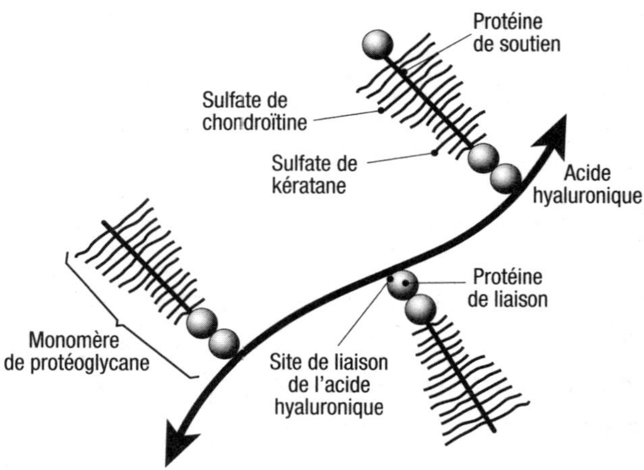

Un protéoglycane

Les chaînes latérales ont une densité élevée de charges électriques négatives qui leur permettent d'attirer les molécules d'eau

L'acide hyaluronique est pour sa part constitué de séquences de deux sucres qui se répètent : l'acide glucuronique et la N-acétyl-glucosamine.

Nous verrons plus loin qu'en cas d'arthrose, les protéoglycanes synthétisés sont de moins bonne qualité et plus facilement dégradés par des enzymes appelées métalloprotéases (lire p. 31).

LES FIBRES DE COLLAGÈNE

Le collagène est la principale protéine de structure de l'organisme ; il est constitué d'une famille d'au moins dix-sept protéines différentes.

Les fibres de collagène organisées en réseau maintiennent les protéoglycanes en place. La solidité du cartilage lui vient de ses fibres de collagène.

LES CHONDROCYTES

Les chondrocytes sont des cellules spécialisées qui permettent au cartilage de se renouveler : ils détruisent et reconstruisent en permanence la matrice constituée de collagène et de protéoglycanes. Les chondrocytes représentent 10 % du volume du cartilage. Il semble exister un nombre fixe de cellules qui décroît à partir de l'âge de 20 ans.

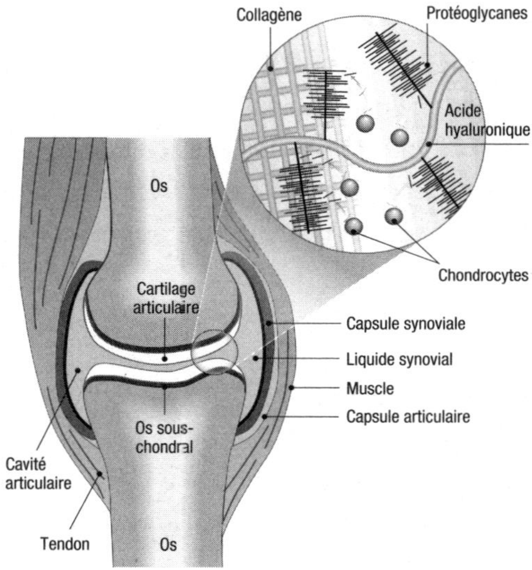

Le cartilage a la propriété très particulière de n'être ni innervé ni vascularisé, contrairement à l'os. Sous l'effet des pressions provoquées par les mouvements, il est compressé puis relâché, ce qui lui permet, à la manière d'une éponge, de s'imprégner du liquide synovial qui lui apporte les éléments nutritifs nécessaires à son renouvellement.

Cette absence de nerfs et surtout de vaisseaux sanguins explique qu'il se répare difficilement spontanément à l'âge adulte. Autant l'os se consolide bien après une fracture et permet des cicatrices solides, autant le cartilage se régénère peu et cicatrise mal. C'est pourquoi les sportifs, même jeunes, sont parfois immobilisés longtemps quand ils souffrent de blessures impliquant le cartilage.

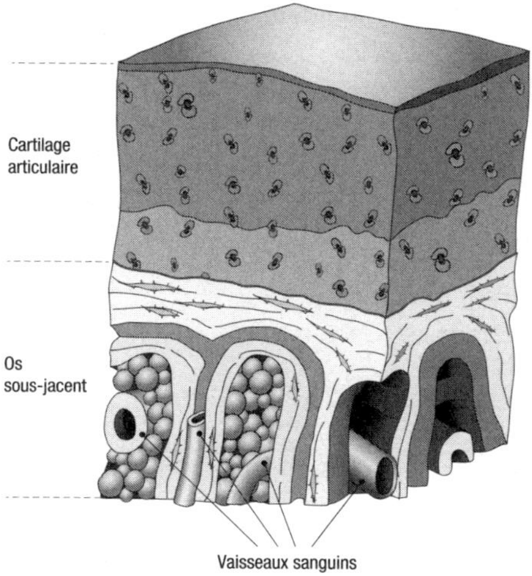

Cartilage articulaire sain avec chondrocytes et os sous-jacent, dont les vaisseaux nourrissent le cartilage

À RETENIR

Un cartilage de bonne qualité est indispensable pour le bon fonctionnement d'une articulation. Mais notre capital cartilagineux est fragile. Le mouvement des articulations favorise l'irrigation et le renouvellement du cartilage.

LE RÔLE DE LA MEMBRANE SYNOVIALE

La membrane synoviale fabrique de l'acide hyaluronique qui entre dans la composition des protéoglycanes et sert aussi à « lubrifier » l'articulation pour éviter les frictions et rend le mouvement articulaire fluide. L'acide hyaluronique est responsable de la viscosité et de l'élasticité du liquide synovial.

De minuscules fragments de cartilage sont régulièrement libérés dans la cavité articulaire. Ces fragments sont récupérés par la membrane synoviale qui les relargue dans la circulation sanguine sous forme de petites molécules qui seront ensuite éliminées dans les urines.

QUE SE PASSE-T-IL EN CAS D'ARTHROSE ?

En cas d'arthrose, le cartilage est progressivement détruit. Cette destruction est la conséquence de l'inflammation chronique des chondrocytes.

Celle-ci entraîne un déséquilibre entre les mécanismes qui régissent la dégradation de la matrice cartilagineuse et ceux qui tentent de la réparer.

Lorsque les mécanismes de destruction l'emportent sur la régénérescence cartilagineuse, l'épaisseur du cartilage diminue et l'articulation s'altère définitivement.

Les quatre stades de destruction du cartilage

Du point de vue anatomique, les lésions du cartilage articulaire sont classées en quatre stades :

- stade I : ramollissement du cartilage (chondromalacie) ;
- stade II : apparition de fissures superficielles ;
- stade III : apparition de fissures profondes ou détachement d'un fragment de cartilage ;
- stade IV : ulcération avec mise à nu de l'os situé sous le cartilage (l'os sous-chondral).

DES CAUSES ENCORE MAL DÉFINIES

Selon certaines études récentes, la destruction du cartilage ne serait pas la cause première de l'arthrose qui pourrait en fait être provoquée par une altération de la qualité de l'os sous-chondral, elle-même due à une irrigation sanguine déficiente par dysfonctionnement du réseau capillaire sanguin. La baisse des apports en nutriments aux cellules osseuses entraînerait secondairement les lésions cartilagineuses.

Une répercussion sur l'ensemble de l'articulation

Toutes ces anomalies retentissent sur les autres tissus de l'articulation : l'os se décalcifie par endroits (ostéoporose) et se condense en d'autres (notamment au niveau des zones de pression).

Sur les bords de l'articulation se forment des excroissances osseuses appelées ostéophytes (dénommées communément « becs-de-perroquet » en raison de leur aspect à la radiographie), responsables des déformations articulaires que l'on observe surtout au niveau des mains et des genoux.

Toutes ces lésions peuvent s'accompagner d'une inflammation de la membrane synoviale, appelée synovite.

L'inflammation, un facteur central du développement de l'arthrose

Comme nous l'avons vu, l'inflammation des chondrocytes joue un rôle majeur dans la destruction progressive du cartilage. On sait aujourd'hui que l'apparition de l'arthrose est liée à une sensibilité accrue de ces cellules aux médiateurs de l'inflammation.

QU'EST-CE QUE L'INFLAMMATION ?

En temps normal, l'inflammation est la réponse de l'organisme à la suite d'une agression qui altère son intégrité, et ce, quelle que soit sa nature : infectieuse, chimique ou mécanique. Elle vise à se débarrasser de l'éventuel élément étranger qui a pénétré dans l'organisme (virus ou bactérie en cas d'infection) et permet finalement la cicatrisation des tissus blessés. Une inflammation « normale » est donc une inflammation « aiguë », avec un début et une fin.

La réaction inflammatoire est un processus complexe qui fait toujours intervenir les cellules du système immunitaire et met en jeu de nombreuses substances chimiques appelées « médiateurs de l'inflammation ». Un médiateur est un messager chimique. Il est produit par une cellule et va agir sur une autre cellule possédant un récepteur spécifique de ce médiateur. La fixation du médiateur sur le récepteur déclenche l'activation de la cellule porteuse du récepteur.

Parmi les médiateurs de l'inflammation, trois substances ont une importance majeure : l'interleukine-1, l'interleukine-6 et le TNF alpha (Tumor Necrosis Factor alpha). Ce sont des cytokines[d], dotées de puissantes propriétés pro-inflammatoires, responsables (avec d'autres médiateurs) des signes locaux et généraux de l'inflammation : rougeur, chaleur, gonflement, douleur et, éventuellement, fièvre.

La réaction inflammatoire peut être schématiquement décomposée en trois phases : une phase d'initiation correspondant à la mise en route de l'inflammation, une phase d'amplification au cours de laquelle est recruté et activé un grand nombre de cellules immunitaires et enfin une phase de résolution, très importante, car elle permet la restauration de l'intégrité du tissu au site de l'agression. Cette dernière étape de l'inflammation est une phase de cicatrisation qui fait intervenir des molécules particulières appelées lipoxines et résolvines.

d Les cytokines permettent la communication intercellulaire. Elles agissent à très faible concentration et permettent d'orchestrer la réponse immunitaire.

LES ANTI-INFLAMMATOIRES PERTURBENT LA CICATRISATION

Les médicaments anti-inflammatoires allopathiques agissent en bloquant la synthèse des médiateurs de l'inflammation mais empêchent aussi le bon déroulement de la phase de réparation tissulaire, ce qui pourrait expliquer leur inefficacité à long terme... et l'intérêt de trouver des solutions alternatives.

Pourquoi l'inflammation entraîne-t-elle la destruction du cartilage ?

Dans l'arthrose, on est en présence d'une inflammation qui ne vise à éliminer aucun élément étranger à l'organisme.

Elle est la conséquence accidentelle d'une surexcitation des cellules spécialisées du cartilage, les chondrocytes.

Cette inflammation « anormale » peut être la conséquence de plusieurs facteurs : facteurs héréditaires, traumatisme ou contrainte mécanique excessive (lire p. 40). Il peut aussi s'agir d'un état inflammatoire général lié à une autre maladie articulaire (comme la polyarthrite rhumatoïde), à une maladie « de système » (comme le lupus) ou à une maladie métabolique (comme le diabète, la goutte ou l'hémochromatose).

On assiste à un déséquilibre des activités d'anabolisme (construction) et de catabolisme (destruction) des chondrocytes, au profit du catabolisme.

Lorsqu'ils sont en bonne santé, les chondrocytes et les cellules synoviales produisent naturellement des enzymes appelées métalloprotéases, chargées de dégrader les grosses molécules (protéoglycanes et collagène) du cartilage quand elles sont usées.

Ces métalloprotéases ont pour noms collagénases, gélatinases et stromélysines. Leur activité est très finement régulée par les cellules synoviales et les chondrocytes qui produisent des substances inhibitrices pour les garder sous contrôle et éviter qu'elles ne détruisent le cartilage sain.

Mais dans l'arthrose, sous l'effet de l'inflammation, la synthèse de métalloprotéases est augmentée et les inhibiteurs sont submergés. Conséquence : la dégradation du cartilage devient excessive.

L'inflammation provoque aussi une hypertrophie de la synoviale et un épaississement de la capsule articulaire. C'est elle qui rend l'articulation douloureuse.

L'ensemble du processus est activé par les cytokines pro-inflammatoires produites par les chondrocytes (interleukines-1, interleukine-6, TNF alpha). Une fois synthétisées, elles sont à l'origine d'un véritable cercle vicieux car elles encouragent les chondrocytes à continuer de les fabriquer (action autocrine). C'est ainsi que l'inflammation se perpétue et devient chronique.

POURQUOI DES CELLULES SAINES DU CARTILAGE SE METTENT-ELLES À PRODUIRE CES CYTOKINES PRO-INFLAMMATOIRES ?

D'abord, parce qu'il existe dans certains cas un terrain génétique qui favorise l'inflammation. Un tel terrain expliquerait au minimum 15 à 20 % des cas d'arthrose après 55 ans. Si votre père ou votre mère souffrait d'une arthrose de ce type, vous avez une chance sur deux d'avoir hérité de cette vulnérabilité.

Le surpoids est aussi une cause majeure d'arthrose, en particulier d'arthrose du genou, à cause de la pression qui s'exerce sur l'articulation. Lorsqu'elle est soumise à une pression excessive, les chondrocytes réagissent en fabriquant des cytokines pro-inflammatoires.

Dans les suites d'un traumatisme articulaire, les chondrocytes synthétisent aussi des cytokines pro-inflammatoires qui, les années passant, vont entraîner une destruction du cartilage et l'apparition de la douleur.

Tous ces facteurs sont aggravés par la sédentarité et un régime déséquilibré sur le plan des graisses alimentaires. Certaines d'entre elles, qu'on appelle oméga-6, donnent naissance à des hormones favorisant l'inflammation (ces hormones sont appelées éicosanoïdes). D'autres graisses, les oméga-3, ont au contraire des effets anti-inflammatoires et protecteurs du cartilage.

Nous verrons dans les deuxième et troisième parties de l'ouvrage comment, en choisissant judicieusement les graisses de son alimentation, on peut exercer un contrôle positif de l'inflammation.

UNE HYPERSENSIBILITÉ AUX MÉDIATEURS DE L'INFLAMMATION

De nombreuses études suggèrent que l'interleukine-1 (IL-1) serait impliquée dans la plupart des mécanismes dégénératifs des tissus de l'articulation. Son action s'exerce par une liaison à des récepteurs spécifiques situés sur la surface membranaire. Or, en cas d'arthrose, le nombre de récepteurs à l'IL-1 est multiplié par deux comparativement à des cellules articulaires en bonne santé. En d'autres termes, les personnes souffrant d'arthrose ont des articulations particulièrement sensibles à la stimulation par les messagers de l'inflammation comme l'IL-1.

LE CERCLE VICIEUX DE L'INFLAMMATION

Au début de la maladie arthrosique, les chondrocytes tentent de fabriquer plus de matrice pour compenser celle qui a été perdue. Mais un chondrocyte enflammé n'est plus capable de synthétiser un cartilage neuf de bonne qualité, notamment les précieux protéoglycanes, et cette réparation imparfaite fait que le cartilage perd en qualité. Sa surface devient rugueuse et il se fissure. Des fragments de cartilage se détachent par effritement et se mobilisent dans l'espace articulaire.

Ces débris cartilagineux intra-articulaires qui apparaissent dès les premières lésions aggravent l'inflammation car ils attirent des cellules « nettoyeuses » appelées macrophages qui produisent elles-mêmes des médiateurs inflammatoires. La membrane synoviale s'abîme et s'épaissit. On peut avoir un gonflement de l'articulation par hyperproduction de liquide synovial.

La diminution de la concentration en acide hyaluronique dans une articulation malade contribue aussi à l'augmentation des phénomènes inflammatoires synoviaux et donc à l'aggravation de l'agression du cartilage.

UNE DÉGRADATION IRRÉMÉDIABLE

De plus, les chondrocytes ne se divisent plus après la fin de l'adolescence. À l'âge adulte, les chondrocytes détruits par l'inflammation ne sont plus jamais remplacés.

Plus la maladie avance, moins il y a de cartilage et moins il y a de chondrocytes pour le régénérer. L'espace articulaire se réduit, l'articulation devient de plus en plus « raide » et amortit de moins en moins bien les chocs provoqués par le mouvement, exactement comme pour une voiture dont les amortisseurs seraient abîmés. Les contraintes mécaniques subies par l'os augmentent sous le cartilage endommagé. Pour compenser cette charge plus importante qu'il subit, l'os devient plus épais et des proliférations osseuses (ostéophytes) se constituent, déformant l'articulation.

On aboutit finalement dans les formes graves à une disparition quasi-totale du cartilage et le mouvement articulaire se fait alors directement os contre os.

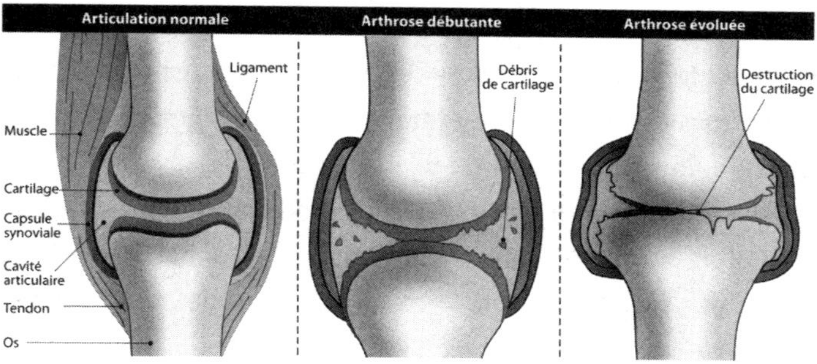

PLUS DE MALADIES CHRONIQUES CHEZ LES PATIENTS SOUFFRANT D'ARTHROSE

Les recherches les plus récentes indiquent que les cytokines pro-inflammatoires peuvent quitter les articulations malades où elles ont été produites, passer dans la circulation sanguine générale et générer une inflammation silencieuse de faible intensité (de bas grade) dans tout l'organisme.

Cet état inflammatoire chronique favoriserait la survenue et la pérennisation de toutes les maladies chroniques et dégénératives (cancer, maladies cardio-vasculaires, diabète...).

Ce mécanisme pourrait expliquer l'augmentation importante de la mortalité (+55 %) observée chez les patients atteints d'arthrose et la corrélation entre l'arthrose et les maladies cardio-vasculaires, ces dernières étant favorisées par l'inflammation.

Les dégâts causés à l'articulation atteinte d'arthrose peuvent finir par entraîner sa déformation qui est irréversible (l'arthrose est désignée en latin par *arthrosis deformans*, ce qui signifie « déformation des articulations »). Les tendons et les muscles responsables des mouvements de l'articulation sont alors soumis à des sollicitations inhabituelles, ce qui est un facteur supplémentaire de douleur, de raideur et de diminution de la mobilité.

CHAPITRE 4

LES FACTEURS DE RISQUE

PLUTÔT QUE DE « CAUSES » DE L'ARTHROSE, MIEUX vaut parler de « facteurs favorisants sa survenue ou son aggravation ». Pour optimiser la prise en charge, le médecin doit connaître ces facteurs de risque.

La survenue d'une arthrose est le fruit de deux types de facteurs : « systémiques » (responsables d'une vulnérabilité particulière du cartilage), et « biomécaniques » (déterminant la localisation particulière des lésions). Par contre, l'arthrose, bien qu'associée à l'âge, n'est pas une conséquence directe du vieillissement.

À RETENIR

Il n'est pas « normal » de souffrir des articulations parce que l'on vieillit.

Les prédispositions héréditaires

L'arthrose n'est pas une maladie génétique, mais il existe une prédisposition génétique aux phénomènes dégénératifs, notamment féminine.

Si un de nos parents souffre d'arthrose, le risque d'être également atteint est deux à trois fois plus élevé que pour le reste de la population. Il existe des familles d'arthrosiques et la maladie atteint plus fréquemment les femmes que les hommes.

Pour certaines formes d'arthrose, le facteur héréditaire est certain, c'est le cas par exemple de l'arthrose des doigts et des genoux.

Enfin, lors du développement d'une articulation, la qualité du cartilage peut être imparfaite dès l'origine.

Une charge trop importante exercée sur l'articulation

Un excès de poids (surcharge pondérale), un travail physique avec port de charges lourdes, la pratique d'un sport ou d'une activité professionnelle sollicitant de manière répétée et intense les articulations peuvent provoquer des contraintes mécaniques excessives et entraîner l'usure prématurée d'une ou plusieurs articulations. Toutefois, il semblerait que l'usage intense des articulations ne suffise pas à lui seul à expliquer la survenue d'une arthrose. En revanche, une activité physique pratiquée avec modération est bénéfique.

On sait aujourd'hui que l'obésité favorise le développement de l'arthrose. Mais alors que le lien qui relie l'arthrose du genou à l'obésité semble bien établi, il paraît beaucoup moins clair avec l'arthrose de la hanche. Et l'articulation de la cheville n'est pratiquement jamais atteinte chez les patients obèses alors qu'elle est soumise au même surpoids que le genou.

Les désordres métaboliques associés à une obésité pourraient jouer un rôle, expliquant ainsi que les personnes obèses présentent deux fois plus de risque de développer une arthrose des mains.

L'obésité pourrait favoriser la survenue d'arthrose non seulement pour des raisons mécaniques, mais aussi parce que le tissu adipeux libère des cytokines pro-inflammatoires (adipokines) qui exercent une action délétère sur l'organisme dans son ensemble, et sur les articulations en particulier.

L'anomalie d'une articulation (notamment de la hanche), ou encore un important trouble de la statique osseuse, inné ou acquis (inégalité de longueur des jambes, scoliose, genoux cagneux ou « *genu valgum* », jambes arquées ou « *genu varum* », pieds plats...), peuvent également contribuer au développement d'une arthrose. Le poids du corps et les charges portées ne sont alors plus répartis harmonieusement sur les différentes articulations et s'exercent sur des zones restreintes qui vont alors s'user prématurément.

Le manque d'activité physique

Un manque d'activité physique diminue le tonus musculaire, réduit l'apport sanguin aux muscles et entraîne une mauvaise oxygénation du cartilage.

La ménopause

Les études épidémiologiques démontrent que la fréquence de l'arthrose est plus élevée chez l'homme que chez la femme, à âge égal, jusqu'à la cinquantaine. Au-delà, c'est l'inverse. Or la grande différence entre les sexes à cet âge est la survenue de la ménopause chez la femme. Il est donc logique de penser que la privation d'hormones féminines favorise l'éclosion de l'arthrose. Les œstrogènes auraient un effet bénéfique sur les cellules du cartilage.

Des études récentes montrent que l'arthrose de la hanche est moins fréquemment observée chez les femmes ayant reçu ou recevant un traitement hormonal substitutif. Par contre, en cas d'arthrose installée, il n'existe aucun argument scientifique pour penser qu'un traitement œstrogénique puisse avoir un quelconque effet.

Les traumatismes

Un traumatisme articulaire peut être directement responsable d'une lésion du cartilage. C'est le cas du traumatisme du genou qui heurte le tableau de bord en voiture, responsable d'une lésion cartilagineuse de la rotule qui pourra provoquer une arthrose fémoro-patellaire (arthrose de l'articulation entre le fémur et la rotule, appelée *patella* en latin).

Mais les traumatismes peuvent aussi être dus à une activité professionnelle, comme ceux qui sont engendrés par les vibrations et chocs répétés (marteaux-piqueurs par exemple).

La fracture d'une extrémité osseuse, recouverte de cartilage, peut aussi être suivie d'arthrose. C'est le cas de la fracture de l'extrémité supérieure du tibia avec arthrose secondaire du genou et la fracture de l'extrémité inférieure des os de la jambe avec arthrose secondaire de la cheville.

Enfin, une entorse (qui est une atteinte des ligaments) grave du genou ou de la cheville, une lésion du ménisque et surtout son ablation peuvent aussi conduire à l'arthrose. On sait qu'une ablation méniscale chirurgicale peut se compliquer d'arthrose du genou et ce d'autant plus que le ménisque a été enlevé dans sa totalité et que la personne continue à pratique des activités sportives intenses.

Les facteurs climatiques

Des climats froids ou humides ne provoquent pas la survenue d'une arthrose, mais peuvent favoriser l'apparition de douleurs chez une personne déjà atteinte.

Les facteurs alimentaires

Les données scientifiques s'accumulent sur le rôle de la nutrition dans la survenue de l'arthrose.

Il a été démontré que les femmes atteintes d'arthrose à 70 ans, ont à 50 ans un taux sanguin plus bas de vitamines D, C et E. Par contre, un excès de vitamine A est associé à un risque plus important de détérioration du cartilage.

Le manque de vitamine D pourrait augmenter le risque d'arthrose chez les seniors. Les hommes âgés carencés en vitamine D (taux sanguin inférieur à 15 ng/ml) ont deux fois plus de risques de souffrir d'arthrose de la hanche que ceux qui ont un taux normal (plus de 30 ng/ml). La vitamine D favorise la minéralisation de la matrice des os et du cartilage.

Une alimentation pauvre en fruits et légumes favoriserait la survenue de l'arthrose. En effet, ceux-ci apportent les minéraux et vitamines indispensables à une bonne santé osseuse, ainsi que des substances antioxydantes (vitamines C, E, caroténoïdes, polyphénols) qui neutralisent les « radicaux libres », des molécules hautement réactives, produites naturellement par l'organisme mais qui endommagent les cellules et favorisent leur vieillissement. Le taux de ces molécules très réactives augmente en cas d'articulations douloureuses, et elles seraient impliquées dans le développement des maladies cardio-vasculaires et d'autres maladies liées au vieillissement.

De même, une alimentation riche en acides gras saturés (beurre, produits laitiers, viande grasse) et déséquilibrée dans son rapport entre acides gras oméga-3 (huiles d'olive et de colza, graines de lin, sardines, thon, saumon, maquereau) et oméga-6 (huiles et margarines de tournesol, de maïs et de pépins de raisin) au profit de ces derniers, favorise un état inflammatoire propice au développement de l'arthrose.

Une corrélation a aussi été montrée entre la gravité de l'arthrose et le niveau élevé de certaines substances appelées protéines glyquées dans le cartilage.

Ces protéines glyquées proviennent d'un phénomène appelé « glycation », une réaction biochimique au cours de laquelle du glucose se lie de façon irréversible à des protéines constitutives des tissus, les empêchant de fonctionner normalement. Les protéines « glyquées » se forment proportionnellement à la quantité de glucose dans les tissus, mais l'alimentation en apporte aussi directement : c'est le « grillé » des pommes de terre sautées, des frites, le « caramélisé » des pâtisseries et viennoiseries…

À RETENIR

L'arthrose n'est pas une maladie inéluctable de la vieillesse, même si elle est plus fréquente avec l'âge. Elle est surtout liée au mode de vie, notamment au surpoids et à la sédentarité.

CHAPITRE 5

SUR QUELS CRITÈRES SE FAIT LE DIAGNOSTIC ?

LE DIAGNOSTIC DE L'ARTHROSE EST AVANT TOUT CLInique. Il repose sur un interrogatoire fait par le médecin et des radiographies des articulations. L'arthrose atteint chaque individu de manière différente, avec des variations dans le nombre d'articulations touchées et l'intensité de la douleur.

Pour aider au diagnostic, il est important de savoir rechercher tous les facteurs de risque de l'arthrose que nous avons vus précédemment.

Les signes cliniques de l'arthrose

Douleur et raideur sont les principaux signes de l'arthrose. Les articulations arthrosiques ne sont, en principe, ni rouges, ni chaudes. Elles peuvent être gonflées lorsque survient un épanchement de liquide (épanchement de synovie), particulièrement fréquent au niveau des genoux. L'état général est toujours bon. Il n'y a ni fièvre ni amaigrissement.

LA DOULEUR

La douleur est la première gêne qui se manifeste et amène à consulter un médecin. La douleur est dite de type « mécanique » car elle présente les caractéristiques suivantes :

1• Elle est déclenchée et aggravée par le mouvement. Elle survient lorsque l'articulation atteinte est mobilisée et lorsqu'elle subit une charge (par exemple douleurs au genou en descendant les escaliers). Parfois, la douleur apparaît lorsque la personne bouge après un moment de repos, on parle alors de douleur de « mise en route » ou de douleur de « dérouillage ». Mais la douleur peut aussi se manifester à distance de l'articulation atteinte. Ainsi, l'arthrose de la hanche peut provoquer des douleurs au niveau de l'aine, de la cuisse, de la fesse ou du genou. À un stade plus avancé, la douleur peut survenir au repos, même pendant le sommeil.

2• Elle cesse ou s'atténue plus ou moins complètement lorsque l'articulation est au repos.

3• Elle est moins importante le matin, puis augmente dans la journée et est maximale le soir.

4• Elle gêne traditionnellement l'endormissement, mais peut également entraîner des réveils nocturnes (environ 50 % des patients arthrosiques sont réveillés la nuit par leur douleur).

À RETENIR

Il faut consulter dès les premières douleurs de l'arthrose car les traitements sont d'autant plus efficaces que le diagnostic est fait au début de la maladie.

POURQUOI L'ARTHROSE FAIT-ELLE MAL ?

Comme nous l'avons vu précédemment, l'arthrose est une maladie inflammatoire. Et c'est parce que l'articulation est enflammée en permanence qu'elle fait mal (lire p. 33).

LA RAIDEUR

En plus des douleurs, l'arthrose provoque souvent une raideur de l'articulation qui se manifeste notamment après un moment de repos. Une certaine raideur peut par exemple être ressentie en se mettant en mouvement après être resté longtemps en position assise. Dans ce cas, on parle d'une « raideur de mise en route » qui disparaît avec le mouvement.

POURQUOI L'ARTICULATION EST-ELLE RAIDE ?

Dans une articulation en bonne santé, les mouvements articulaires se font par glissement des surfaces cartilagineuses et le cartilage permet d'absorber des chocs.

Dans l'arthrose, l'articulation est raide parce qu'une partie du cartilage, qui lui donne sa souplesse, a été détruite et que le cartilage restant est abîmé. Dans les formes sévères, le cartilage a même totalement disparu et le mouvement articulaire se fait os contre os.

LA LIMITATION DES MOUVEMENTS

Une articulation douloureuse et raide fonctionne moins bien, on comprend donc que certains mouvements deviennent difficiles. Une arthrose de la hanche ou du genou peut rendre la marche et la position assise pénibles. Des gestes quotidiens, comme mettre des chaussettes ou des bas et lacer ses chaussures, peuvent devenir de véritables épreuves. En cas d'arthrose de l'épaule, se coiffer peut devenir impossible.

Moins performante, l'articulation peut perdre de sa stabilité, augmentant les risques de chute et de fracture.

LA MODIFICATION DE LA STATIQUE CORPORELLE

Si la maladie arthrosique est évoluée, elle peut entraîner une modification de la position des os. Ainsi, une arthrose du genou peut favoriser le développement de jambes arquées (*genu varum*) ou de genoux cagneux (*genu valgum*). Une arthrose de la hanche peut avoir pour conséquence une différence de longueur entre les deux jambes.

Les signes biologiques

Il n'existe aucun signe biologique spécifique de l'arthrose. Contrairement à l'arthrite, il n'y a pas de syndrome inflammatoire biologique : la vitesse de sédimentation (VS) et les protéines de l'inflammation (C Réactive Protéine, orosomucoïde, haptoglobine) sont normales (en dehors des poussées évolutives).

Une arthrose ne peut donc pas être dépistée par une analyse de sang. Toutefois, le médecin peut en demander une pour éliminer une autre maladie.

Les signes radiologiques

La radiographie standard, sans préparation, est suffisante pour diagnostiquer la maladie arthrosique.

Quatre signes radiologiques sont caractéristiques :

- le pincement de l'articulation par destruction du cartilage : la diminution de l'épaisseur du cartilage entraîne un rétrécissement de l'espace entre les deux extrémités osseuses (interligne articulaire) ;
- une condensation osseuse sous le cartilage ;
- la présence d'excroissances osseuses ou ostéophytes ;
- la présence de géodes (trous à l'emporte-pièce) dans l'os autour de l'articulation.

Il n'y a pas de lien entre l'importance des signes radiographiques et les symptômes ressentis : une arthrose importante sur la radiographie peut n'être associée à aucun symptôme. Inversement, une arthrose très douloureuse peut ne présenter que de modestes altérations radiologiques.

CHAPITRE 6

COMMENT ÉVOLUE L'ARTHROSE ?

C'EST LA QUESTION QUE L'ON SE POSE LE PLUS FRÉquemment lorsque l'on est atteint. Il est malheureusement impossible de savoir à quel rythme se fera cette évolution.

Une évolution imprévisible

L'évolution de la maladie est très variable d'un individu à l'autre.

Elle est le plus souvent lente, s'étalant sur plusieurs dizaines d'années, mais il n'y a pas de règle stricte.

Parfois, elle peut être très rapide (on parle dans ce cas d'« arthrose destructrice rapide ») et imposer la pose d'une prothèse en moins de cinq ans.

Enfin, il existe une forme intermédiaire où l'évolution est émaillée de périodes durant lesquelles l'arthrose progresse extrêmement rapidement et d'autres où au contraire elle n'évolue pas ou très peu.

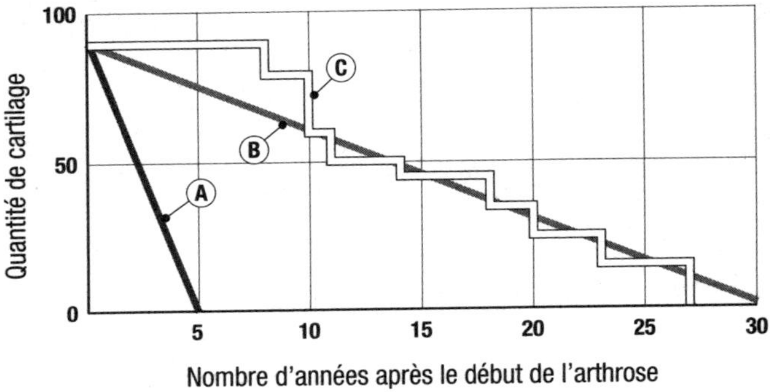

Modes d'évolution de l'arthrose

A = arthrose destructrice rapide, B = arthrose progressive lente et régulière, C = arthrose évoluant par poussées

L'évolutivité d'une arthrose se juge uniquement sur la vitesse de diminution de l'espace entre les deux extrémités osseuses (interligne articulaire) à la radiographie. On ne connaît pas à ce jour de marqueur biologique qui permettrait de prévoir la vitesse de progression de la maladie.

Certaines études suggèrent que la maladie arthrosique est plus fréquente, plus sévère et évolue plus rapidement chez la femme que chez l'homme.

L'arthrose peut toucher une ou plusieurs articulations, d'emblée ou progressivement. Ce qui est malheureusement certain, c'est que les lésions du cartilage ne régressent pas spontanément au cours du temps. L'évolution naturelle se fait vers l'aggravation progressive et irréversible avec déformation articulaire et enraidissement, aboutissant au pire à un blocage articulaire total, appelé ankylose.

La maladie arthrosique est une maladie chronique au cours de laquelle on distingue des périodes d'accalmie relative, avec une gêne quotidienne variable et une douleur modérée, entrecoupées de poussées aiguës au cours desquelles la douleur peut être intense dès le matin et parfois même la nuit.

Dans les périodes d'accalmie, il est recommandé de conserver une activité physique régulière pour préserver au mieux la mobilité articulaire. Par contre, lors de poussées douloureuses, il faut prendre soin de mettre l'articulation au repos car c'est au cours de cette phase qu'intervient la destruction du cartilage.

À RETENIR

Avoir des signes d'arthrose ne signifie pas obligatoirement que l'on deviendra invalide. L'évolution de la maladie s'étale le plus souvent sur plusieurs années avant d'aboutir à une destruction articulaire. Et lorsque l'on en arrive à cette extrémité, il reste encore la possibilité de remplacer l'articulation détruite par une prothèse.

PARTIE 2

LA PRÉVENTION DE L'ARTHROSE

CHAPITRE 1

NE PAS ATTENDRE SI ON PRÉSENTE DES FACTEURS DE RISQUE

Les personnes cumulant les facteurs de risque d'arthrose peuvent mettre en place des mesures de prévention.

Le fait d'avoir un ou deux parents atteints d'arthrose, d'être en excès de poids, d'être une femme en préménopause, d'avoir eu une profession demandant des efforts physiques intenses, d'avoir souffert d'entorse… sont autant de bonnes raisons de prendre de l'avance sur la maladie.

Les mesures de prévention seront d'autant plus efficaces qu'elles seront mises en œuvre précocement, mais elles restent valables quand l'arthrose a débuté pour freiner au maximum son évolution.

Ces mesures ne mettent pas totalement à l'abri de l'arthrose mais limitent les risques de sa survenue.

Bon nombre des conseils suivants sont utiles au maintien d'une bonne santé générale, et pas seulement à la prévention de l'arthrose. Il s'agit de comportements simples et de bon sens, peu ou pas coûteux, qui permettraient de substantielles économies à notre système de protection sociale.

« Quand quelqu'un désire la santé, il faut d'abord lui demander s'il est prêt à supprimer les causes de sa maladie. Alors seulement, il est possible de l'aider. »

HIPPOCRATE

CHAPITRE 2

LES MESURES DE PRÉVENTION

Lutter contre l'excès de poids

Le maintien d'un « poids santé » est une mesure très générale ayant un intérêt dans la prévention de l'arthrose mais également de nombreuses maladies.

Un excès de poids entraîne une majoration de la contrainte mécanique sur les articulations portantes comme les genoux ou les hanches et favorise l'usure du cartilage.

Le lien causal entre l'obésité et l'arthrose du genou est bien démontré. La relation est moins nette concernant l'arthrose de la hanche. 90 % des personnes qui subissent une arthroplastie du genou (remplacement total ou partiel de l'articulation par une prothèse) et 80 % de celles qui subissent une arthroplastie de la hanche souffrent de surpoids ou d'obésité.

L'obésité augmente également le risque d'arthrose des doigts, sans que l'on comprenne vraiment pourquoi[1].

L'accroissement de la fréquence de l'obésité dans la population laisse entrevoir une probable augmentation du nombre de personnes atteintes d'arthrose dans les années à venir.

COMMENT SAVOIR SI VOTRE POIDS EST EXCESSIF ?

Pour savoir si vous avez un excès de poids et pour l'évaluer, il suffit de calculer votre Indice de Masse Corporelle (IMC). Pour cela pesez-vous, mesurez-vous, et appliquez la formule suivante :

- IMC = Poids en kg/(Taille en m X Taille en m)

Par exemple, si votre taille est de 1,70 m et que vous pesez 60 kg, votre IMC est égal à 20,76 (60/1,7 × 1,7).

L'IMC est considéré comme normal de 20 à 25.

On parle de surpoids pour un IMC de 25 à 30, d'obésité modérée de 30 à 35, d'obésité sévère de 35 à 40, et d'obésité morbide pour un IMC supérieur à 40.

Veiller à la qualité de son alimentation

AUGMENTER SA CONSOMMATION DE FRUITS ET LÉGUMES

Une alimentation riche en fruits et légumes permet un apport en vitamines et minéraux, indispensables au bon fonctionnement de notre organisme et, en particulier, à la santé osseuse.

Or en France, 73 % de la population ne consomme pas les cinq fruits et légumes recommandés par le Programme National Nutrition Santé (PNNS).

Les fruits et légumes sont riches en potassium. Celui-ci freine les fuites de calcium osseux en neutralisant les effets de l'alimentation moderne qui acidifie notre organisme. C'est pourquoi une alimentation riche en fruits et légumes est indiquée pour prévenir l'ostéoporose, mais aussi en cas d'arthrose car l'acidose rencontrée au niveau du cartilage n'est pas neutralisée (il n'existe pas de système tampon[e] au niveau des cartilages). Ceci est particulièrement important en cas d'arthrose car les enzymes qui détruisent le cartilage (dites protéolytiques) fonctionnent à pH[f] acide (pH 5 à 5,5), alors que les enzymes qui empêchent cette destruction (dites anti-protéolytiques) fonctionnent à un pH plus élevé (pH 6 à 6,5).

On sait qu'il existe une correspondance étroite entre le pH acide de l'organisme et celui de l'urine : l'urine devient acide quand l'organisme est acide (lire encadré page 63).

Pour évaluer le pH de son urine, il suffit de se procurer en pharmacie des papiers réactifs (rouleaux ou bandelettes) qui changent de couleur en fonction du pH des liquides dans lesquels ils sont trempés.

e Un système tampon est un système permettant la neutralisation de l'acidité.

f Le pH est une unité de mesure permettant de quantifier l'acidité d'un milieu. Plus le pH est bas, plus le milieu est acide. Inversement, plus le pH est élevé, plus le milieu est alcalin. 7 est la valeur de neutralité du pH (à pH 7, le milieu n'est ni acide ni alcalin, on dit qu'il est neutre).

C'est la mesure la plus simple pour mettre en évidence et suivre l'évolution d'une acidose tissulaire. Si la bandelette montre un pH acide des urines, il est judicieux d'augmenter la part de fruits et de légumes dans l'alimentation.

Les fruits et légumes apportent aussi des antioxydants (vitamines A, C, E, sélénium, caroténoïdes, polyphénols...). Ces substances neutralisent les radicaux libres qui attaquent les tissus sains et sont impliqués dans le vieillissement. Or on sait que lorsque les articulations sont douloureuses, le nombre de radicaux libres augmente.

Parmi les fruits, on privilégiera les baies et fruits rouges (myrtilles, fraises, framboises, mûres, groseilles, cerises), les agrumes, les prunes, les kiwis, l'ananas et les dattes, très riches en antioxydants. Parmi les légumes, les crucifères (chou-fleur, chou rouge et blanc, chou de Bruxelles, chou frisé, brocoli, chou-rave, chou romanesco, radis noir, navet, rutabaga, raifort, etc.) sont les plus riches en antioxydants.

Fruits et légumes ont aussi l'intérêt de contenir beaucoup de fibres, qui ont également des propriétés anti-inflammatoires.

À RETENIR

Réduire l'inflammation protège le cartilage. De manière générale, l'acidification de l'organisme favorise l'inflammation et entraîne un vieillissement prématuré.

« *L'acide est le plus nuisible de tous les états des humeurs.* »

HIPPOCRATE

COMMENT LE CORPS LUTTE CONTRE L'ACIDITÉ

Les acides provoquent des phénomènes inflammatoires au niveau de tous les tissus. Pour se défendre, l'organisme tente de les neutraliser en mobilisant les substances basiques dont il dispose. Celles-ci sont constituées des minéraux alcalins et leur prélèvement continu conduit à une déminéralisation progressive des articulations (ainsi que des dents, cheveux et ongles) dont la fragilisation et l'inflammation pourraient favoriser l'arthrose.

Du fait des relations étroites qui existent entre potassium et équilibre acide-base, il est intéressant d'évaluer le degré d'acidité de l'organisme qui est une conséquence possible d'un manque de potassium.

Pour rester en bonne santé, le corps cherche à se débarrasser de tous les acides excédentaires qui irritent et déminéralisent ses tissus. La porte de sortie principale qu'il utilise à cet effet est le rein.

Le taux normal d'excrétion des acides par les reins donne aux urines un pH se situant entre 6,5 et 7,5 chez une personne en bonne santé qui se nourrit correctement.

En mesurant le degré d'acidité des urines, on peut donc déterminer si le corps rejette des quantités normales d'acides ou non. Si le taux d'excrétion des acides est plus élevé que la normale, le pH de l'urine sera également plus acide, indiquant que le corps cherche à se débarrasser d'un trop-plein d'acides.

ÉQUILIBRER SES APPORTS EN GRAISSES

Certaines graisses favorisent l'inflammation dans l'organisme : ce sont les acides gras saturés (beurre, fromages, viande grasse, viennoiseries) et les acides gras insaturés de la famille des oméga-6 (présents dans les huiles et margarines de tournesol, les huiles de maïs et de pépins de raisin). Au contraire, les acides gras insaturés de la famille des oméga-3 (dans les huiles d'olive et de colza, les graines de lin, les noix et les poissons gras) ont un effet anti-inflammatoire.

Or notre alimentation moderne présente un grand déséquilibre en faveur des acides gras saturés et des oméga-6. Et plus on mange de graisses pro-inflammatoires, plus on fabrique de substances favorisant l'inflammation.

Il est donc souhaitable de réduire l'apport en graisses saturées et en acides gras oméga-6, au profit des acides gras oméga-3.

Pour cela, on limitera au maximum la consommation de viandes grasses, de fromages, de plats cuisinés et de viennoiseries, ainsi que l'usage des huiles de tournesol, de maïs et de pépins de raisin. Au contraire, on favorisera la consommation d'huile d'olive pour la cuisson, d'huile de colza pour l'assaisonnement, de poissons gras riches en oméga-3 (sardines, thon, saumon, maquereau) deux à trois fois par semaine et des noix ou des graines de lin tous les jours.

À RETENIR

La nature des matières grasses que l'on consomme a une influence sur le degré d'inflammation de l'organisme.

LIMITER LES PHÉNOMÈNES DE GLYCATION

Nous avons vu qu'il existe une corrélation entre la gravité de l'arthrose et le niveau élevé de protéines glyquées dans le cartilage. Les protéines glyquées déclenchent une augmentation de la production de cytokines inflammatoires et d'enzymes dégradant la matrice du cartilage.

L'accumulation de protéines glyquées dans l'organisme peut être fortement réduite en limitant les aliments frits, grillés et rôtis. On privilégiera donc les cuissons à basse température.

Pour limiter la glycation spontanée dans les tissus, il est utile de suivre un régime alimentaire à faible index glycémique (en limitant les aliments de goût sucré ou qui se transforment rapidement en sucre). Demandez conseil à votre médecin.

Limiter le tabagisme

Le tabagisme génère un stress oxydant : il est à l'origine d'une augmentation de la production de radicaux libres que l'organisme ne parvient plus à neutraliser. Ceci favorise un état inflammatoire général de l'organisme. Les mécanismes qui lient tabac et inflammation sont multiples : augmentation des cytokines pro-inflammatoires, diminution des cytokines anti-inflammatoires, promotion des cellules de l'immunité produisant des cytokines pro-inflammatoires, activation de certains globules blancs appelés macrophages. La Protéine C Réactive (protéine de l'inflammation produite par le foie) augmente également avec la quantité de cigarettes fumées.

Surveiller son taux de vitamine D

La vitamine D est essentielle à la santé des os car elle a un rôle crucial dans l'absorption intestinale du calcium et dans la minéralisation de la matrice des os et du cartilage. Elle aurait aussi un effet protecteur contre l'usure des articulations. On sait que le manque de vitamine D est associé à un risque plus élevé d'arthrose chez les seniors.

De plus, on sait que la vitamine D a de puissants effets anti-inflammatoires et pourrait donc agir sur le mécanisme initial à l'origine de la maladie arthrosique.

La vitamine D est maintenant aussi reconnue pour avoir d'importants effets sur la santé globale, avec une diminution du risque de nombreuses maladies comme les maladies cardio-vasculaires, le diabète, les maladies infectieuses, les maladies auto-immunes et certains cancers.

La vitamine D est fabriquée par notre corps grâce à l'action des rayons ultra-violets B (UVB) du soleil sur la peau. L'exposition de 25 % de la surface corporelle pendant cinq à quinze minutes (en fonction de la couleur de peau, de l'âge et de la latitude où l'on vit) au soleil de midi au mois de juin, permet la synthèse d'environ 1 000 UI de vitamine D. C'est quand le soleil est à la verticale de notre tête qu'il fournit le plus d'UVB et que nous fabriquerons le plus efficacement de la vitamine D, donc entre 11 et 14 heures. Il est inutile de rester au soleil de midi plus de quinze minutes pour synthétiser suffisamment de vitamine D. Si votre peau commence à rougir, c'est aussi le signe qu'il faut arrêter votre exposition : vous ne fabriquerez alors plus de vitamine D, en revanche vous augmenterez votre risque de cancer de la peau. En respectant ces règles simples, vous obtiendrez les bénéfices maximum du soleil, sans les risques.

La vitamine D peut aussi être apportée par l'alimentation. Elle est présente dans les graisses animales, surtout les huiles de poisson (c'est pourquoi on donnait jadis de l'huile de foie de morue aux enfants). Mais les apports alimentaires sont en fait très limités car les portions nécessaires pour satisfaire les besoins quotidiens sont difficilement atteignables en pratique. Ainsi sous nos latitudes, ce n'est que par la supplémentation que l'on peut lutter contre la carence en vitamine D (qui est encore aujourd'hui une pandémie mondiale).

N'hésitez pas à demander à votre médecin un dosage de la vitamine D qui mérite de faire partie du bilan sanguin initial.

Limiter les risques de traumatisme articulaire

Les traumatismes articulaires, qu'ils soient majeurs, comme lors d'un accident de la voie publique ou d'une pratique sportive violente, ou mineurs mais répétés, peuvent entraîner une détérioration du cartilage.

C'est pourquoi l'apparition d'une arthrose est plus fréquente chez les athlètes et les personnes ayant eu un travail physique exigeant.

En cas de blessure, même mineure, il est évidemment souhaitable d'attendre une guérison complète et l'absence de douleur avant la reprise de l'activité en cause. Cette règle est bien souvent bafouée par les sportifs passionnés qui n'ont pas toujours la patience nécessaire à une bonne cicatrisation de leur blessure.

Corriger ou compenser une anomalie de la statique osseuse

Le dépistage et la correction d'anomalies très fréquentes de la statique osseuse (lire p. 48) permettent de limiter le risque de survenue d'une arthrose ultérieure. Pensez à dépister et corriger une bascule du bassin, des pieds plats, une inégalité dans la longueur des membres inférieurs.

Être prudent en cas de manutention

Le port de charges répond à des règles qui permettent de limiter le risque de blessure. Pour soulever un objet lourd, il faut plier les genoux et garder le dos droit en conservant l'objet près du corps.

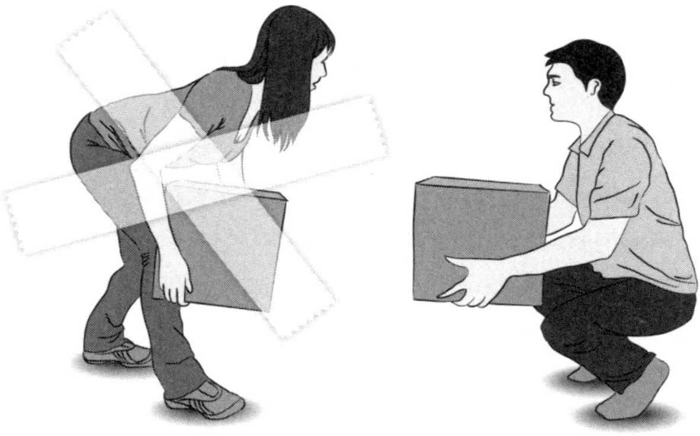

Les articulations atteintes d'arthrose
doivent être protégées des charges excessives

Pratiquer une activité physique régulière

La pratique d'une activité physique régulière permet de maintenir une bonne santé générale, d'assurer une bonne oxygénation des articulations et de renforcer les muscles. Des muscles solides permettent de protéger les articulations, en particulier le genou, et donc de limiter le risque d'arthrose.

Toutefois pour prévenir l'arthrose, le choix de l'activité physique et son mode de pratique ne sont pas anodins. Toutes les activités violentes (football, arts martiaux...) et/ou intensives favoriseront l'arthrose au lieu de l'éviter. Des activités non traumatisantes et d'intensité modérée, pratiquées après un échauffement initial, auront par contre un effet bénéfique sur les articulations (marche, natation, tai-chi, bicyclette...). On préconise par exemple une heure de marche trois fois par semaine.

L'exercice physique modéré favorise la production de cytokines anti-inflammatoires. L'exercice intense a au contraire un effet pro-inflammatoire.

Si vous n'avez pas pratiqué d'activité physique depuis longtemps, pensez à débuter très progressivement pour éviter de vous blesser.

Soigner les maladies articulaires

Les maladies articulaires, comme la goutte ou la polyarthrite rhumatoïde, favorisent la survenue de l'arthrose. Le meilleur contrôle possible de ces maladies, grâce à un traitement et un suivi médical efficaces, est donc indispensable pour en limiter le risque.

Lutter contre le stress, éviter de s'isoler et bien dormir

On sait que l'interleukine-6 est un des messagers principaux de la réaction inflammatoire. En cas de stress et lorsque l'on vieillit, son taux augmente. Cette molécule, sécrétée par les cellules du système immunitaire, est un des responsables de l'inflammation dans le corps. Un fort taux d'interleukine-6 dans le sang augmenterait les risques d'ostéoporose, d'arthrose, de maladies cardio-vasculaires, de cancers et de maladies d'Alzheimer.

Lorsque nous sommes stressés, la glande surrénale sécrète du cortisol qui a une action anti-inflammatoire. Le stress pourrait favoriser l'inflammation par épuisement de la sécrétion de cortisol. Les personnes stressées ont aussi tendance à faire peu de sport, mal se nourrir et négliger de se relaxer, ce qui peut aggraver l'évolution de la maladie arthrosique.

Un bon sommeil et une vie sociale active seraient deux facteurs primordiaux pour réduire le risque d'avoir un taux d'interleukine-6 élevé. Ce qui augmenterait ainsi les chances de bien vieillir.

PARTIE 3

LES TRAITEMENTS SYMPTOMATIQUES

CHAPITRE 1

POURQUOI EST-IL IMPORTANT DE TRAITER L'ARTHROSE ?

BIEN QU'IL N'EXISTE ACTUELLEMENT AUCUN MOYEN DE guérir l'arthrose, les traitements disponibles à ce jour permettent le plus souvent de maîtriser la douleur et, pour certains, de freiner la progression de la maladie afin de conserver le plus longtemps possible des articulations fonctionnelles.

Le traitement de l'arthrose doit être adapté aux symptômes et aux besoins de chacun. Les recommandations énoncées tout au long de la partie 2 pour la prévention restent évidemment indiquées quand l'arthrose est déclarée.

À RETENIR

La prise en charge non médicamenteuse est tout aussi, voire plus, importante que la prise en charge médicamenteuse. Elle nécessite de s'informer sur les moyens et techniques disponibles et d'apprendre à les utiliser en les adaptant à son cas personnel.

CHAPITRE 2

L'ALIMENTATION ET L'ACTIVITÉ PHYSIQUE

Adopter une alimentation plus équilibrée

Les changements alimentaires à mettre en place sont identiques à ceux que nous avons vus pour la prévention (lire p. 59).

Une alimentation riche en fruits et légumes (apportant vitamines, minéraux, fibres et substances antioxydantes) et une réduction des apports en graisses saturées et en acides gras oméga-6 au profit des oméga-3 permettront non seulement de limiter l'inflammation générale de l'organisme mais également de contribuer à lutter contre un excès de poids quand il existe. Il en est de même pour les aliments « glyqués » ou favorisant la « glycation ».

La perte de poids augmente considérablement le confort. Il est démontré que l'amaigrissement des patients arthrosiques en surpoids retarde l'évolution de la maladie. Pour l'arthrose du genou, perdre de 5 % à 10 % de son poids permet parfois d'éliminer les douleurs grâce à un allégement de la charge pesant sur l'articulation. La perte de 5 kg réduit de 25 % le risque de devoir recourir à la chirurgie.

Voici un exemple de menu adapté à un patient arthrosique :

- **Petit déjeuner :** 50 g céréales, un œuf, figues sèches, thé vert.
- **Déjeuner :** salade avocat crevette + une cuillère à soupe d'huile de colza, 150 g de poulet au curry, 200 g de pommes de terre, 200 g de brocolis, 60 g de fromage de brebis, pain complet.
- **Collation vers 16-17 heures :** fruits frais, fruits secs, chocolat noir.
- **Souper :** une ou deux assiettes de soupe, 100 g de saumon, 80 g de riz, 200 g d'épinards.

À RETENIR

La lutte contre l'obésité représente à l'heure actuelle un des meilleurs traitements de l'arthrose du genou.

L'exercice physique

En cas d'arthrose, l'exercice physique, pratiqué en dehors des poussées inflammatoires, contribue à réduire la douleur et la raideur des articulations. Par contre, la mise au repos de l'articulation est indispensable pendant les périodes douloureuses.

L'arthrose exerce une influence néfaste sur les muscles et les tendons qui entourent l'articulation et, normalement, facilitent la mobilité articulaire.

En cas d'arthrose, les muscles et les tendons subissent des charges inhabituelles susceptibles de provoquer des contractures musculaires et de contribuer aux douleurs et aux raideurs. L'inactivité que provoquent les douleurs affaiblit elle-même les muscles et aboutit à une instabilité de l'articulation. D'où l'importance de pratiquer régulièrement (quinze à trente minutes, au moins trois fois par semaine), avec les conseils d'un professionnel compétent (kinésithérapeute, physiothérapeute, coach sportif), des exercices de renforcement musculaire qui sollicitent les articulations raides ou douloureuses, sans toutefois leur faire subir de trop fortes pressions.

Les mouvements articulaires favorisent les apports en éléments nutritifs dans le cartilage, accélérant ainsi sa cicatrisation. Les exercices physiques n'aggravent pas les lésions et renforcent les structures péri-articulaires, contribuant à réduire les douleurs. Des muscles et des tissus forts procurent un plus grand support aux articulations lésées et affaiblies par l'arthrose.

Différents types d'exercices permettent d'atténuer la douleur et la raideur, ainsi que d'améliorer la forme physique générale et l'humeur :

- Les exercices d'amplitude réduisent la douleur et la raideur et préservent la mobilité des articulations.
- Les exercices de renforcement augmentent le tonus musculaire et protègent les articulations.
- Les étirements aident à soulager la douleur et à maintenir la souplesse des muscles et des tendons qui entourent les articulations touchées. Peu importe l'âge, un muscle a toujours la capacité de s'étirer. Alors que le vieillissement nous ramène à la position fœtale (tendance à se recroqueviller, enroulement des épaules, arrondissement du dos, avancée de la tête vers l'avant), tous les exercices qui favorisent l'extension et le redressement du corps contribuent à améliorer l'état général.

• Les exercices d'endurance (marche, natation, vélo) renforcent le cœur. Il est parfois préférable d'éviter les activités comme la course à pied, qui soumettent les articulations à des chocs répétés.

Ces exercices ont aussi un rôle de signal d'alarme : en cas de douleur, il faudra ménager l'articulation.

Pour les arthroses de la hanche, on conseille la bicyclette plutôt que la marche car cette activité physique entretient la musculature en usant moins le cartilage de la hanche qui est déchargée du poids du corps.

Le tai-chi, gymnastique chinoise ancestrale douce (dans sa forme non martiale !) serait selon les médecins chinois, gage de santé et de longévité. Intégrant une approche par le corps mais également par l'esprit, il permet d'améliorer la fonction musculaire, l'équilibre et la souplesse articulaire. Des études cliniques ont montré son efficacité dans les douleurs et raideurs arthrosiques[2].

À RETENIR

L'arthrose n'est pas une contre-indication à la pratique d'une activité physique. Le repos de l'articulation touchée est nécessaire uniquement en cas de poussée inflammatoire de la maladie (phase d'aggravation), et pour un temps limité.

Pour vous porter mieux durablement, quelques séances de kinésithérapie ne suffisent pas : il faut s'astreindre à des exercices réguliers qui ont pour objectifs de maintenir l'amplitude des mouvements, de prévenir les attitudes vicieuses et de renforcer la musculature.

CHAPITRE 3

LES TRAITEMENTS PHYSIQUES

La physiothérapie

La physiothérapie regroupe l'ensemble des traitements utilisant des agents physiques naturels.

CHAUD

L'application de chaleur aide à détendre les muscles contractés (enveloppements chauds avec de la Ouate Thermogène®, bains chauds de dix minutes à 40 °C).

FROID (CRYOTHÉRAPIE)

En cas de poussée inflammatoire, c'est au contraire l'application de froid qui soulagera. Le froid provoque en effet :

- un ralentissement de la conduction nerveuse et donc du message douloureux ;

- un rétrécissement du diamètre des vaisseaux sanguins freinant ainsi l'arrivée des médiateurs chimiques de l'inflammation ;
- une réduction de l'activité des cellules enflammées.

On peut utiliser des packs réfrigérants ou tout simplement de la glace (toujours interposer un linge pour éviter un contact direct avec la peau qui provoquerait une gelure). Pour un effet optimal, il faut les appliquer pendant vingt minutes, et renouveler l'opération deux à trois fois dans la journée.

COURANTS, ONDES, ULTRASONS, CHAMPS MAGNÉTIQUES

Il peut être intéressant de consulter un physiothérapeute afin de bénéficier de certains soins particuliers :

- application de courants de basse fréquence (électrothérapie) calmant les douleurs ;
- ionisations permettant le transport de médicaments à travers la peau, ceux-ci étant entraînés par l'application simultanée d'un courant électrique ;
- ultrasons et ondes mécaniques dégageant de la chaleur en traversant les tissus (tendons et ligaments), et effectuant un « micro-massage » ;
- ondes électromagnétiques de haute fréquence soulageant les douleurs en échauffant les tissus ;
- champs magnétiques périodiques de basse fréquence ou champs magnétiques pulsés semblant favoriser la réparation tissulaire osseuse et cartilagineuse sans engendrer d'échauffement des tissus[3,4,5].

L'ergothérapie

L'ergothérapie vise l'indépendance de la personne dans les activités de la vie de tous les jours.

L'ergothérapeute donne des conseils pour ménager les articulations, afin de maintenir le plus longtemps possible son autonomie, au travail comme au domicile. Il enseigne comment adopter une posture correcte et propose des outils facilitant l'exécution des tâches quotidiennes (siège de douche, brosse longue pour se laver les pieds, choix d'une canne si besoin).

La podologie

Un podologue pourra donner des conseils sur les soins des pieds et l'adaptation des chaussures. La confection de semelles orthopédiques sur mesure peut aider à corriger une anomalie de la statique osseuse, prévenant l'excès de contrainte sur les articulations et limitant ainsi les douleurs et la progression de l'arthrose.

Les orthèses

Par opposition à une prothèse qui remplace un élément manquant, une orthèse permet de compenser une fonction déficiente. Elle permet de limiter la déformation articulaire et soutient l'articulation pour éviter la douleur. On l'utilise notamment pour la mise au repos de l'articulation dans la rhizarthrose (arthrose du pouce).

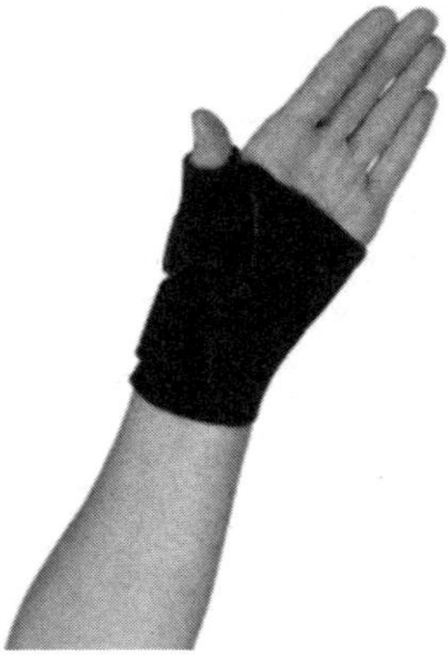

Orthèse de pouce utilisée en cas de rhizarthrose

Les cures thermales

En France, la rhumatologie concerne plus de 60 % des curistes. Le traitement des douleurs est le premier champ d'action du thermalisme qui a fait ses preuves dans le soulagement de la douleur liée à l'arthrose6.

Les cures thermales permettent d'améliorer la mobilité ainsi que le bien-être, et parfois de réduire voire d'arrêter le traitement pharmacologique pendant plusieurs mois. Reconnue d'intérêt public, la cure thermale contre l'arthrose est prise en charge par l'assurance maladie[7].

La cure pour traiter l'arthrose se déroule habituellement sur trois semaines, dont quinze jours de soins. Les soins généraux sont des bains chauds, des bains de vapeurs, des massages, des applications de boue et des douches au jet. L'eau thermale combinée à la chaleur a un effet apaisant sur les parties douloureuses du corps. L'eau chaude aide à détendre les muscles et à soulager la douleur articulaire ainsi que les raideurs.

L'objectif de cette cure est bien sûr de diminuer les douleurs, mais c'est aussi l'occasion de changer son environnement, d'initier une prise en charge kinésithérapeutique et diététique, d'apprendre de nouveaux gestes et postures qui apporteront un soulagement au quotidien.

Par contre, il n'existe aucun argument scientifique suggérant une quelconque efficacité de l'eau bue dans une station thermale.

L'acupuncture

L'acupuncture fait partie de la médecine traditionnelle chinoise avec les plantes, la diététique, le qi gong (gymnastique thérapeutique) et les massages *tui na*. Elle repose sur le principe d'une circulation harmonieuse du *Qi*, ou énergie vitale, en vue de prévenir et de traiter les troubles de santé. L'acupuncteur agit sur des points précis à l'aide d'aiguilles, de pointes chauffées (*moxa*) ou parfois de stimulations électriques.

L'effet de l'acupuncture sur la douleur a été abondamment démontré, bien que le soulagement soit souvent de courte durée et nécessite des séances successives.

Bien conduite, elle a l'avantage d'être dénuée d'effets indésirables.

Les neurologues, qui rejettent en général le principe du *Qi*, expliquent l'effet antalgique de l'acupuncture comme une stimulation locale qui vient noyer la sensation douloureuse.

Plusieurs essais cliniques ont évalué l'efficacité de l'acupuncture sur les douleurs liées à l'arthrose. Une méta-analyse publiée en 2007 et portant sur plus de 1 300 personnes a conclu que l'acupuncture pouvait réduire les douleurs et l'incapacité liées à l'arthrose[8].

Cependant, certains essais ont montré que l'acupuncture factice pouvait elle aussi être efficace. Quoi qu'il en soit, les recommandations internationales sur la prise en charge de l'arthrose du genou et de la hanche reconnaissent l'acupuncture comme un moyen efficace pour soulager les douleurs et améliorer la mobilité .

Il faut prévoir un minimum de cinq à six séances pour constater une amélioration.

La relaxation et les thérapies émotionnelles

Les méthodes de relaxation induisent un état de conscience modifié. Cet état de fonctionnement particulier du système nerveux, qui est naturel, limite les conséquences néfastes de la douleur sur l'organisme. Deux techniques sont plus particulièrement utilisées dans la prise en charge globale de la douleur : la sophrologie et l'hypnose.

La sophrologie permet un apprentissage de méthodes de relaxation avec un objectif d'autonomie du patient. Elle peut mettre en place un véritable programme de gestion de la douleur qui amène à diminuer les sensations pénibles et leurs conséquences sur l'organisme.

L'hypnose nécessite la présence d'un thérapeute et utilise la capacité de suggestion qui est accrue en état de conscience modifiée. Elle permet de contrôler des douleurs aiguës, en situation d'urgence, mais aussi d'améliorer des douleurs chroniques dans le cadre d'un suivi pluridisciplinaire. De nombreuses personnes ressentent une appréhension à l'idée d'être hypnotisées ; c'est pourquoi il est important de préciser qu'une personne sous hypnose reste toujours maîtresse d'elle-même.

Selon la théorie du « décodage biologique », toute maladie serait la résultante d'un conflit émotionnel que vit la personne, qu'elle en soit consciente ou non. L'arthrose serait associée à une rigidité des pensées, des attitudes et des comportements. Elle surviendrait lorsque nous sommes trop inflexibles, exigeants, intolérants ou moralistes. Un apaisement de ces tensions émotionnelles pourrait avoir une influence favorable sur la maladie.

CHAPITRE 4

LES TRAITEMENTS MÉDICAMENTEUX

La prise de médicaments n'est pas toujours nécessaire. En l'absence de douleur ou en cas de douleur minime, mieux vaut s'abstenir. À l'inverse, en cas de douleurs importantes et persistantes, une prise continue de médicaments peut s'avérer indispensable. Mais les médicaments ne suffisent pas à eux seuls à traiter l'arthrose ; il faudra toujours y associer des mesures d'hygiène de vie si l'on veut freiner son évolution. Quant aux produits naturels que nous aborderons dans la partie 4, ils ont leur place quel que soit le stade de la maladie car, outre le soulagement de la douleur, ils permettent de retarder, voire d'éviter, son aggravation.

La douleur chronique plus nocive que la douleur aiguë

Alors que la douleur aiguë est un signal d'alarme utile car elle protège l'homme (on retire brutalement sa main quand elle s'approche trop du feu), la douleur chronique (au-delà de trois à six mois) devient une maladie en elle-même, avec des mécanismes complexes, neurophysiologiques et psychologiques, et des phénomènes comportementaux spécifiques.

Cette douleur est dévastatrice, nocive physiquement, émotionnellement et sociologiquement. Elle peut conduire à la dépression.

Depuis toujours, la médecine recherche les moyens de combattre la douleur. Des progrès considérables ont été réalisés au cours des vingt dernières années dans la compréhension de ses mécanismes et dans sa prise en charge, mais celle-ci reste parfois largement insuffisante, en France comme ailleurs.

QU'EST-CE QUE LA DOULEUR ?

La douleur est une expérience sensorielle et émotionnelle désagréable, associée ou non à un dommage tissulaire.

Une douleur prend naissance en un point de l'organisme, déclenchée par des terminaisons nerveuses périphériques appelées « nocicepteurs » (voir schéma ci-contre). Elle est ensuite conduite par voie nerveuse jusqu'au cortex cérébral où elle est intégrée et analysée.

À toutes les étapes de la transmission de la douleur, il existe une modulation qui explique le caractère individuel de la douleur. Au niveau cérébral, les principaux systèmes régulateurs sont le thalamus et la substance grise périventriculaire.

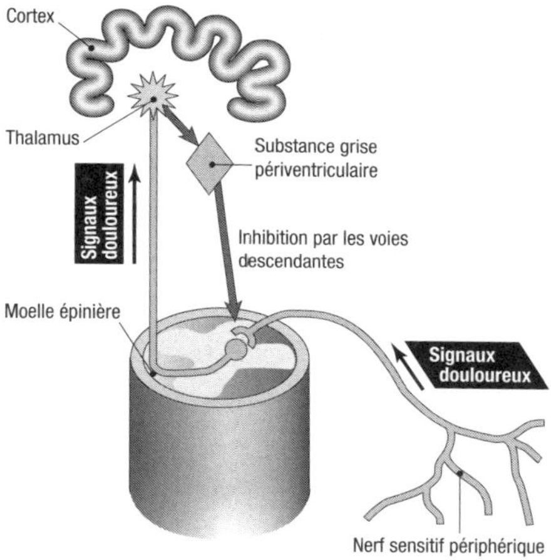

Circuit de l'influx nerveux de la douleur

Les paliers de la douleur

L'Organisation mondiale de la santé (OMS) classe la douleur selon trois paliers auxquels correspondent trois niveaux d'antalgiques.

DOULEUR FAIBLE À MODÉRÉE (PALIER I)

Elle est traitée par des antalgiques de niveau I qui sont des antalgiques périphériques (c'est-à-dire n'agissant pas au niveau du système nerveux central) : paracétamol, aspirine, anti-inflammatoires non stéroïdiens (AINS).

DOULEUR MODÉRÉE À SÉVÈRE (PALIER II)

On administre des antalgiques de niveau II : antalgiques centraux opioïdes faibles (codéine, tramadol), auxquels peuvent être associés des antalgiques périphériques et/ou des glucocorticoïdes.

Les opioïdes faibles ne figurent pas sur la liste des stupéfiants.

DOULEUR TRÈS INTENSE (PALIER III)

Elle est traitée par des antalgiques de niveau III : antalgiques centraux opioïdes forts (dont le chef de file est la morphine), auxquels peuvent être associés des antalgiques périphériques, des glucocorticoïdes et des psychotropes (antidépresseurs par exemple).

Chaque palier n'est atteint que lorsque les médicaments du palier précédent, utilisés à dose optimale, se révèlent insuffisants ou inefficaces.

Les traitements de la douleur

Tous les médicaments utilisés dans l'arthrose ont pour but *in fine* de calmer la douleur.

La puissance des molécules utilisées est fonction du palier douloureux.

LES ANTALGIQUES DE NIVEAU I

Ils sont représentés essentiellement par le **paracétamol** (ou **acétaminophène**) : Efferalgan®, Dafalgan®, Doliprane®. Le paracétamol fait diminuer la douleur et la fièvre, on dit que c'est un antalgique antipyrétique. Il n'a pas d'activité anti-inflammatoire. C'est le premier médicament qu'un médecin prescrira devant une douleur d'arthrose. Lorsqu'il n'y a pas de signe clinique d'inflammation de l'articulation, l'efficacité du paracétamol peut être suffisante. Il peut être utilisé à long terme pour maîtriser la douleur. Il est préféré à l'aspirine du fait de sa bonne tolérance digestive et de son absence d'effet perturbateur de la coagulation.

Lorsque la douleur est permanente, il ne faut pas attendre qu'elle devienne insupportable pour prendre du paracétamol, car le traitement d'une douleur est toujours plus efficace lorsqu'il est précoce. On le prendra alors à heure fixe, tout au long de la journée, en trois ou quatre prises car il agit pendant environ quatre à six heures. Le délai d'action est le plus souvent d'une heure.

Pour un adulte de plus de 50 kg, la dose par prise est de 1 g, au maximum toutes les quatre heures, sans dépasser une dose totale de 4 g par vingt-quatre heures.

Contre-indication et précautions

Comme tout médicament, le paracétamol possède des contre-indications et des effets indésirables. Votre médecin saura vous conseiller, mais il faut savoir que ce médicament est dangereux en cas de maladie du foie et que de fortes doses peuvent endommager cet organe (hépatotoxicité), même s'il est sain.

Rappelons qu'en France, chaque année, surviennent 8 000 cas d'hépatites toxiques dont le premier responsable est le paracétamol (le plus souvent par surdosage lié à des douleurs chroniques), à l'origine de la majorité des greffes du foie.

LES ANTALGIQUES DE NIVEAU II

Placés en termes d'efficacité entre le paracétamol et la morphine, les antalgiques de niveau II utilisés dans le cadre de l'arthrose regroupent essentiellement la codéine, le tramadol et le néfopam. Ils peuvent être prescrits si les douleurs ne sont pas soulagées par le paracétamol seul à sa posologie maximale de 4 g par jour. Contrairement au paracétamol, leur délivrance se fait exclusivement sur prescription médicale.

Mis à part le néfopam qui est un antalgique central non opiacé (il n'agit pas sur les récepteurs de la morphine), les antalgiques de niveau II ont une action centrale opioïde faible : ils induisent donc des effets indésirables similaires aux opioïdes forts mais d'intensité plus faible : nausées, constipation, somnolence, vertiges. Ils sont utilisés dans les cas où les anti-inflammatoires sont contre-indiqués, insuffisants, inefficaces et/ou mal tolérés.

LA CODÉINE

La codéine est un dérivé naturel de l'opium présent dans diverses préparations antalgiques associé au paracétamol (exemples : Codoliprane®, Dafalgan codéiné®, Klipal®...). Sa durée d'action est d'environ quatre heures. Elle est aussi utilisée comme antitussif (pour lutter contre la toux).

Pour la plupart des spécialités, la dose recommandée est de un à deux comprimés à chaque prise, à renouveler toutes les quatre à six heures. Ce schéma conduit habituellement à prendre environ 3 g par jour de paracétamol et 150 à 180 mg par jour de codéine.

Effets secondaires

La codéine est souvent responsable de troubles digestifs (constipation surtout, nécessitant d'adjoindre systématiquement un laxatif, nausées et vomissements) et de troubles neurosensoriels (somnolence, vertiges, céphalées). Son usage peut être détourné par les toxicomanes et une prise prolongée de fortes doses de codéine peut provoquer une dépendance physique.

LE TRAMADOL (TOPALGIC®)

Le tramadol est une molécule originale qui agit sur les récepteurs du cerveau sensibles à la morphine, ainsi que sur ceux d'autres messagers chimiques (sérotonine et noradrénaline).

Le chlorhydrate de tramadol est commercialisé sous plusieurs noms de spécialités avec des formes à libération immédiate dosées à 50 mg et des formes à libération prolongée (LP) dosées de 50 à 200 mg. Les formes immédiates sont données à la posologie d'une à deux gélules toutes les quatre à six heures. Les formes LP sont données deux fois par jour. La dose maximale est de 400 mg par jour. Il existe des formes commerciales associant tramadol et paracétamol.

Effets secondaires

Essentiellement des vertiges, des nausées, une sédation. Il peut engendrer une dépendance modérée.

LE NÉFOPAM (ACUPAN®)

Présenté en ampoules injectables qui peuvent aussi être avalées, ce médicament présente une efficacité intéressante dans les douleurs arthrosiques avec peu d'effets secondaires. Il peut être associé au paracétamol ainsi qu'aux autres traitements donnés dans l'arthrose.

LES ANTALGIQUES DE NIVEAU III (MORPHINE ET SES DÉRIVÉS)

Ils sont rarement utilisés dans l'arthrose, et seulement en cas de douleurs chroniques pas ou peu soulagées par les antalgiques de niveaux 1 et 2. Leur maniement est délicat et il vaut mieux que le suivi soit assuré par un médecin spécialiste de la douleur. Leur effet est double : élévation du seuil de perception de la douleur et modification du comportement du patient à l'égard de sa douleur (indifférence). Dans le cadre de l'arthrose, l'utilité des analgésiques de niveau III est faible et le risque d'effets secondaires important.

LES ANTI-INFLAMMATOIRES NON STÉROÏDIENS (AINS)

L'ASPIRINE, L'IBUPROFÈNE ET LE DICLOFÉNAC

Les anti-inflammatoires soulagent la douleur, mais ils ne sont pas seulement symptomatiques comme les antalgiques purs. Ils traitent aussi la composante inflammatoire de l'arthrose.

En cas de poussée inflammatoire avec douleur au repos et gonflement, les anti-inflammatoires non stéroïdiens (AINS), appelés ainsi pour les distinguer des anti-inflammatoires stéroïdiens ou corticoïdes, sont indiqués en cure la plus courte possible même s'il faut parfois les prendre pendant plusieurs semaines avant qu'ils ne fassent réellement effet.

Cette famille de médicaments regroupe de nombreuses molécules, parmi lesquelles on peut citer l'acide acétylsalicylique (l'aspirine), l'ibuprofène et le diclofénac.

L'administration de cette classe de médicaments est malheureusement associée à la survenue possible de nombreux effets secondaires, notamment digestifs.

Effets secondaires

Ils sont nombreux. Les complications digestives sont les plus fréquentes et les plus graves.

Les AINS peuvent provoquer des ulcérations digestives se manifestant par des symptômes cliniques tels que des brûlures gastriques, mais également parfois par des événements plus graves comme une hémorragie digestive ou une péritonite en raison d'une perforation de l'ulcère dans l'abdomen.

Ces effets secondaires graves que sont l'hémorragie et la perforation peuvent survenir très rapidement (parfois dès le premier jour de traitement).

Pour limiter ce risque digestif, le médecin qui prescrit des anti-inflammatoires les associe souvent à des médicaments protecteurs de la paroi de l'estomac (le plus souvent des « inhibiteurs de la pompe à protons », tels que oméprazole, pantoprazole, ésoméprazole), surtout chez les personnes à risque, notamment les personnes âgées.

D'autres risques sont aussi associés à la prise d'anti-inflammatoires :

- La coagulation peut être perturbée, entraînant un risque accru d'hémorragie.
- Une prise prolongée peut altérer le bon fonctionnement des reins, notamment chez les personnes âgées et/ou prenant des médicaments pour soigner une hypertension artérielle (en particulier avec l'association diurétique – inhibiteur de l'enzyme de conversion).
- Enfin, des réactions allergiques sont possibles.

LES COXIBS

Il existe une sous-classe particulière d'anti-inflammatoires non stéroïdiens, les coxibs (inhibiteurs sélectifs de la cyclooxygénase-2 ou Cox-2, une enzyme impliquée dans le processus inflammatoire), aussi efficaces que les AINS classiques mais dont le mécanisme d'action plus sélectif permet une meilleure tolérance digestive. Parmi les coxibs, on peut citer le célécoxib (Celebrex®) et le meloxicam (Mobic®).

Effets secondaires des coxibs

Ces produits doivent être utilisés avec beaucoup de prudence car ils n'éliminent pas totalement le risque de symptômes gastro-intestinaux et sont parfois responsables d'accidents cardio-vasculaires graves ayant conduit à retirer du marché plusieurs molécules de cette famille, la plus connue étant le rofecoxib (Vioxx®), retiré du marché en 2004.

LES CORTICOÏDES

Lorsque la douleur et l'inflammation sont très importantes, le médecin pourra prescrire de la cortisone ou l'un de ses dérivés (glucocorticoïdes).

Là encore, ces médicaments comportent des risques, notamment gastro-intestinaux et rénaux, et des contre-indications. C'est pourquoi ils doivent être pris exclusivement en cures courtes. L'utilisation à long terme des corticoïdes est déconseillée en cas d'arthrose car le bénéfice est minime et les effets secondaires indésirables nombreux.

Pour passer un cap, en cas de poussée inflammatoire (surtout si elle s'accompagne d'un épanchement de synovie), le médecin peut recourir à une infiltration de corticoïdes consistant à injecter ces anti-inflammatoires puissants directement dans l'articulation. L'amélioration qui en résulte peut durer plusieurs mois. On limite en général à trois par an le nombre d'injections pour une même articulation, afin de réduire les effets secondaires (perte minérale osseuse).

Effets secondaires et complications

La complication la plus grave des infiltrations demeure l'infection de l'articulation à partir d'un microbe provenant de la peau du patient. Cette complication est grave, car l'infection peut détruire l'articulation, mais très rare (un cas sur 50 000 infiltrations). Son risque est diminué au maximum par une désinfection soigneuse de la peau.

LES TRAITEMENTS LOCAUX (TOPIQUES)

Il existe de nombreuses crèmes, gels et pommades conçus pour soulager les douleurs de l'arthrose. Ces produits contiennent le plus souvent une association de plusieurs substances, parmi lesquelles on peut retrouver un salicylate ou un autre anti-inflammatoire non stéroïdien, de la capsaïcine (composé actif du piment de Cayenne), du camphre et du menthol. Les salicylates atténuent la douleur et l'inflammation. La capsaïcine inhibe une molécule (appelée substance P) intervenant dans la transmission du message douloureux au cerveau. Le camphre et le menthol calment la douleur en provoquant respectivement une sensation de chaleur ou de fraîcheur.

Les traitements locaux sont intéressants pour soulager les douleurs des articulations arthrosiques superficielles comme celles des doigts ou des genoux. L'application quotidienne permet un effet local avec un passage limité des principes actifs dans la circulation générale.

En application cutanée, les anti-inflammatoires n'ont pas (ou beaucoup plus rarement) les effets indésirables qu'ils provoquent quand ils sont pris en comprimés ou en gélules.

Les gels (sans phase grasse) pénètrent très rapidement et peuvent s'appliquer sous pansement occlusif, sans massage. Certains produits existent en compresses imprégnées à appliquer ou en cataplasmes.

Effets secondaires et complications

Les principales contre-indications des médicaments topiques sont les lésions de la peau en regard de l'articulation douloureuse.

En cas de réaction de la peau après l'application, il convient de stopper immédiatement l'application du produit.

À RETENIR

En cas de douleur chronique, la prise d'antalgiques à intervalles réguliers permet de calmer la douleur plus efficacement que la prise à la demande (« quand ça fait mal »).

Il est recommandé de ne pas utiliser d'antalgiques plus de cinq jours sans avis médical.

L'INJECTION D'ACIDE HYALURONIQUE DANS L'ARTICULATION

En cas d'arthrose, la viscosité du liquide synovial est abaissée car sa teneur en acide hyaluronique diminue.

Nous avons vu que l'acide hyaluronique, normalement présent dans l'articulation, est responsable des propriétés visco-élastiques du liquide synovial. Il permet de lubrifier l'articulation et d'amortir les chocs. De plus, il aurait un effet anti-inflammatoire local.

L'injection d'acide hyaluronique, encore appelée visco-supplémentation, est utilisée surtout pour les arthroses du genou. L'efficacité dans d'autres localisations arthrosiques, telles que la hanche, l'épaule ou la cheville, reste à évaluer.

Le traitement consiste en trois injections à une semaine d'intervalle, et peut être répété tous les ans. Le bénéfice clinique débute, selon les auteurs, entre deux et quatre semaines après la première injection et peut se prolonger jusqu'à six mois ou un an après le début du traitement. L'action est symptomatique, se marquant par une diminution de la douleur et de la gêne fonctionnelle. Les infiltrations d'acide hyaluronique agissent plus lentement mais plus durablement que les infiltrations de corticoïdes.

Cette technique présente trois avantages :

- Elle permet un traitement local de l'articulation atteinte.
- Elle est bien tolérée (l'effet indésirable le plus souvent rapporté est une douleur au point d'injection pendant ou après celle-ci).
- Elle évite la prescription d'un traitement médicamenteux supplémentaire avec son cortège d'effets indésirables possibles, ce qui est très intéressant notamment chez des personnes souvent âgées et fragiles qui prennent par ailleurs de nombreux médicaments.

Ce traitement s'adresse à des articulations douloureuses dans des circonstances mécaniques : douleur à la marche, à la montée et à la descente des escaliers, sensation de raideur articulaire, en cas de douleur chronique en dehors des poussées congestives, donc en dehors de périodes d'épanchement articulaire.

Le seul effet scientifiquement prouvé est une réduction des douleurs. Aucun effet protecteur du cartilage n'a pu être scientifiquement démontré à ce jour avec la viscosupplémentation.

Ces produits sont onéreux et ne sont que partiellement remboursés par la Sécurité sociale.

À RETENIR

Les infiltrations d'acide hyaluronique ne sont pas un traitement de la poussée d'arthrose mais un traitement d'entretien à moyen/long terme.

Elles sont indiquées lorsque le genou reste douloureux, avec peu ou pas d'épanchement, malgré les autres traitements médicamenteux et non médicamenteux.

LE LAVAGE ARTICULAIRE

Le lavage articulaire s'applique à l'articulation du genou. Son but est de diminuer la douleur en la débarrassant (provisoirement) des débris cartilagineux microscopiques, des enzymes et cristaux qui entretiennent l'inflammation.

Il consiste à faire passer à l'intérieur de l'articulation un litre de sérum physiologique à l'aide de deux aiguilles placées dans le genou sous anesthésie locale (ou au cours d'une arthroscopie chirurgicale). Ce lavage dure cinq à dix minutes et se termine par une infiltration de corticoïdes ou d'acide hyaluronique.

Ce geste est indiqué dans les arthroses non soulagées par les infiltrations cortisoniques lorsque l'on ne veut pas ou ne peut pas être opéré. Il est efficace dans environ un cas sur deux et son effet peut durer de six mois à un an. Néanmoins, il n'y a pas aujourd'hui de consensus concernant sa pratique, de récents travaux n'ayant pu confirmer son efficacité.

PARTIE 4

LES TRAITEMENTS DE FOND

CHAPITRE 1

LIMITER LA PRISE DE MÉDICAMENTS ET L'ÉVOLUTION DE LA MALADIE

LA NATURE FOURMILLE DE RICHESSES QUE NOUS AL-lons détailler et qui peuvent constituer une aide précieuse supplémentaire dans la lutte contre l'arthrose, limitant son évolution et donc l'utilisation des médicaments accompagnés de leur cortège d'effets indésirables. De nombreuses plantes et compléments alimentaires sont efficaces contre les méfaits de l'arthrose : il ne s'agit pas de les prendre tous mais de savoir ceux qui vous seront les plus bénéfiques.

Ces produits naturels sont efficaces contre la douleur et l'inflammation. Ils mériteraient d'être prescrits en première intention, avant le paracétamol et les AINS (lire p. 99). Chez les patients prenant déjà des AINS et les tolérant mal, leur prescription est particulièrement intéressante. On peut regretter que les recommandations européennes pour le traitement de l'arthrose n'en fassent pas mention alors que leur efficacité a pourtant été démontrée.

En toute logique, ces traitements devraient être prescrits dès que le diagnostic d'arthrose est posé, et administrés indéfiniment si le patient en retire un bénéfice clinique. Ils peuvent être associés aux traitements précédents.

CHAPITRE 2

LES COMPLÉMENTS ALIMENTAIRES QUI PROTÈGENT LES CARTILAGES

Plusieurs molécules revendiquent une action de protection du cartilage (dite « chondroprotectrice »), et sont regroupées sous le nom d'« anti-arthrosiques symptomatiques d'action lente » (AASAL). L'efficacité de ces traitements ne se manifeste pas chez tous les arthrosiques, et n'apparaît pas avant plusieurs semaines ou plusieurs mois d'administration. Il est donc très important de ne pas les interrompre au bout de quelques jours devant l'absence d'amélioration. Ces produits ont un effet « rémanent », ce qui signifie qu'il se prolonge après l'arrêt du traitement. Cela autorise éventuellement des cures discontinues, une prise continue étant toutefois préférable.

On n'a jamais démontré que les AASAL font repousser le cartilage détruit, mais ils ralentiraient l'évolution de la maladie arthrosique. Il s'agit là d'un avantage notable sur les AINS qui ont plutôt tendance à accélérer la progression de l'arthrose.

Ces traitements contribuent aussi à lutter contre la douleur arthrosique. La plupart des patients en retirent un réel bénéfice clinique, alors que pour d'autres l'amélioration peut être très modeste. Dans ce cas il faut s'assurer que les AASAL ont été prescrits à dose suffisante.

Quatre molécules sont couramment utilisées en France : le sulfate de glucosamine, le sulfate de chondroïtine, les insaponifiables d'avocat et de soja et la diacéréine. Elles diffèrent dans leur mode d'action, leur coût et leur tolérance.

Des études ont permis de constater un ralentissement de la progression radiologique de l'arthrose et du pincement articulaire chez certains patients prenant des AASAL. Il est donc possible que ces molécules aient un effet sur la structure même du cartilage ainsi que sur l'évolution de l'arthrose, et non pas seulement sur les symptômes. Leur action nécessite qu'il reste encore dans l'articulation des cellules qui fabriquent le cartilage (les chondrocytes), c'est-à-dire que celui-ci n'ait pas été totalement détruit. D'où l'importance de débuter la prise d'AASAL dès les premiers signes d'arthrose. Leur effet antalgique propre contribuera à limiter la consommation de médicaments antalgiques et anti-inflammatoires.

LE SULFATE DE CHONDROÏTINE (STRUCTUM®, CHONDROSULF®)

Comme nous l'avons vu précédemment, la chondroïtine est un des constituants des protéoglycanes du cartilage et son apport favorise leur synthèse par les chondrocytes (lire p. 22). Cette molécule inhibe aussi l'élastase, une des enzymes participant à la dégradation du cartilage.

Plusieurs méta-analyses[g], synthèses et essais cliniques concluent à son efficacité pour soulager les symptômes de l'arthrose légère à modérée et freiner son évolution. On constate une diminution de la douleur et de la raideur articulaires, et un ralentissement de la progression de la maladie[10,11].

Posologie

1 200 mg par jour, en deux ou trois prises, pendant les repas. L'effet peut être constaté après quatre à huit semaines de traitement. La chondroïtine proposée dans le commerce est soit extraite du cartilage de bœuf, soit d'origine marine (cette dernière étant à éviter en cas d'allergie au poisson).

LE SULFATE DE GLUCOSAMINE

La glucosamine, produite naturellement par l'organisme, joue un rôle important dans le maintien de l'intégrité du cartilage de toutes les articulations en stimulant la production de protéoglycanes (lire p. 21). Elle facilite l'assimilation du soufre qui est nécessaire à la fabrication et à la réparation des cartilages. Elle semble aussi améliorer la qualité du liquide synovial.

De très nombreux travaux (essais cliniques et méta-analyses) ont été réalisés pour étudier les effets de la glucosamine. Certaines études concluent à une amélioration des symptômes de l'arthrose et à un ralentissement de son

g Une méta-analyse est la synthèse statistique des résultats d'études distinctes portant sur un même sujet. Le but de cette compilation d'études est d'augmenter le nombre des malades inclus.

évolution, alors que d'autres ne montrent aucune supériorité par rapport à un placebo. Il semblerait que seul le sulfate de glucosamine (contrairement aux autres formes de glucosamine) soit bénéfique sur la douleur et la mobilité de l'articulation[12,13, 14,15,16].

Cet acide aminé occasionne très peu d'effets secondaires, et si son efficacité n'est pas formellement démontrée, son innocuité semble certaine.

Posologie

1 500 mg par jour, en deux ou trois prises, pendant les repas. L'effet peut être constaté après deux à huit semaines de traitement. Deux études cliniques menées sur des personnes souffrant d'arthrose du genou ont montré que la prise quotidienne de 1 500 mg de sulfate de glucosamine pendant trois ans permettrait de bloquer la progression de la maladie.

ASSOCIATION GLUCOSAMINE-CHONDROÏTINE

Les chondrocytes sains synthétisent normalement chondroïtine et glucosamine à partir du glucose des aliments au terme de plusieurs réactions biochimiques. En cas d'arthrose, les chondrocytes même bien alimentés en glucose ne parviennent plus à accomplir correctement leur tâche. De plus, la production par l'organisme de ces deux substances diminue progressivement avec l'âge. L'association glucosamine-chondroïtine est pertinente puisque les mécanismes d'action de ces deux molécules sont différents et complémentaires. On estime que la prise de ces deux produits améliore l'état des arthrosiques dans environ 80 % des cas[17,18].

Il existe dans le commerce des préparations associant ces deux molécules, mais leur dosage est souvent insuffisant.

LES INSAPONIFIABLES D'AVOCAT ET DE SOJA (PIASCLÉDINE®)

Des substances extraites de l'avocat et du soja contribuent à améliorer la fonction des articulations et à diminuer la douleur et les besoins en médicaments anti-inflammatoires[19,20,21,22].

Il s'agit de la fraction insaponifiable de leurs huiles, composée principalement de trois phytostérols : le bêta-sitostérol, le campestérol et le stigmastérol.

Les effets indésirables sont rares.

Posologie

Un produit pharmaceutique est disponible en France sous le nom de Piascledine 300® : une gélule par jour à prendre au milieu d'un repas pour éviter les régurgitations à odeur lipidique.

LA DIACÉRÉINE (ART 50®, ZONDAR®)

Isolée à partir de la rhubarbe de Chine (*Rheum Palmatum*), la diacéréine agit par deux mécanismes : l'inhibition *in vitro* de la synthèse de l'interleukine-1 (IL-1), principale cytokine destructrice du cartilage, et l'activité stimulante sur la synthèse des protéoglycanes, glycosaminoglycanes et de l'acide hyaluronique, principaux constituants du cartilage (lire p. 22).

Une étude menée en France chez des patients souffrant d'arthrose de la hanche a montré qu'une prise quotidienne prolongée sur trois ans de diacéréine diminuait la détérioration cartilagineuse en comparaison à un placebo.

Posologie

Une gélule matin et soir pendant les repas. L'effet débute après un à deux mois de traitement.

CHAPITRE 3

LA VITAMINE D

NOUS AVONS VU PRÉCÉDEMMENT L'IMPORTANCE DE LA vitamine D pour une bonne santé osseuse et son effet protecteur contre l'usure des articulations.

De plus, en cas de carence en vitamine D, les douleurs chroniques seraient réfractaires au soulagement par les analgésiques classiques et les anti-inflammatoires non stéroïdiens.

La vitamine D intervient dans le métabolisme de la matrice extra-cellulaire du cartilage et il semble qu'une carence en vitamine D accélérerait son catabolisme.

Par ailleurs, la vitamine D possède des effets anti-inflammatoires généraux.

Des chercheurs américains ont récemment montré (sur une culture cellulaire de globules blancs) que, face à un stress oxydant, la production de médiateurs de l'inflammation (interleukine-6 et TNF alpha) était très élevée en présence d'une concentration de vitamine D inférieure à 75 nm/l (nanomoles par litre). Elle était réduite entre 75 et 125 nm/l et très réduite à partir de 125 nm/l. La vitamine D inhibe la production par les macrophages de cytokines pro-inflammatoires en activant un gène (MKP-1) qui interfère avec la cascade inflammatoire.

La vitamine D favorise aussi l'expansion des lymphocytes T régulateurs, des globules blancs très spécialisés qui diminuent la réponse inflammatoire.

La carence en vitamine D favoriserait donc un état d'inflammation chronique de bas grade, susceptible d'endommager les tissus et considéré aujourd'hui comme un processus biologique commun à toutes les maladies chroniques et dégénératives.

La vitamine D pourrait être un élément essentiel dans la prévention et le traitement au long cours de la maladie arthrosique, et ce d'autant plus qu'elle possède des effets bénéfiques sur la santé en général, que son coût est modeste et qu'en dehors d'exceptionnels surdosages ou contre-indications, sa tolérance est excellente.

La carence en vitamine D, très répandue dans la population en l'absence de complémentation, est en relation directe avec une augmentation de la douleur et un ralentissement de la marche chez les patients atteints d'une arthrose du genou[23].

Les études permettant de vérifier qu'il s'agit bien d'un lien direct de cause à effet restent toutefois à réaliser.

Plusieurs travaux épidémiologiques ont établi une association entre hypovitaminose D et douleurs ostéoarticulaires.

Une étude multiethnique réalisée en 2003 à Minneapolis (États-Unis) a montré que parmi les 150 patients inclus consultant pour des douleurs ostéoarticulaires non spécifiques, 140 avaient des taux de vitamine D inférieurs à 50 nm/l (20 ng/ml) et près d'un tiers d'entre eux, des taux inférieurs à 20 nm/l

(8 ng/ml). Les participants qui avaient les taux les plus bas étaient les Afro-Américains, les Africains, les Hispaniques et les Indiens.

D'autres études ont indiqué qu'une supplémentation en vitamine D pourrait aider les patients douloureux carencés.

Ceci suggère qu'en cas de douleurs chroniques, il faudrait faire doser sa vitamine D afin de dépister une éventuelle hypovitaminose D et pouvoir la corriger.

Votre taux sanguin de vitamine D ne devrait pas être inférieur à 75 nm/l : il s'agit de la valeur minimum pour assurer une bonne santé osseuse (des valeurs plus élevées pourraient être préférables pour mieux contribuer à la prévention d'autres maladies).

Alors qu'un taux inférieur à 75 nm/l est insuffisant, un taux inférieur à 50 nm/l constitue une réelle carence.

Concrètement : prenez de la vitamine D3 (meilleur précurseur de la vitamine D active que la vitamine D2), soit tous les jours, soit de façon plus espacée (tous les mois ou tous les deux mois). L'important, c'est d'obtenir un bon taux sanguin de vitamine D (qui doit donc être vérifié) et de le conserver tout au long de l'année. On constate que supplémenter seulement en hiver ne suffit pas à maintenir le taux de vitamine D toute l'année.

La crainte d'un surdosage en vitamine D est souvent excessive : l'intoxication à la vitamine D est rare et ne survient que lors d'un apport chronique et massif. Demandez conseil à votre médecin.

CHAPITRE 4

LES PLANTES

LA PHYTOTHÉRAPIE PEUT CONSTITUER UNE ALTERNATIVE OU un complément aux médicaments classiques, permettant alors d'en diminuer le nombre et la posologie.

De nombreuses plantes ont des propriétés anti-inflammatoires et/ou reminéralisantes démontrées. Leur effet sera d'autant plus important qu'elles seront utilisées dès le début de la maladie arthrosique. Les posologies efficaces sont bien établies et, aux bonnes doses, ces plantes ont une puissance anti-inflammatoire et antalgique souvent comparable à celle des médicaments.

Sans rechercher un catalogue exhaustif, nous détaillerons les plantes dont les effets sont les plus significatifs et les mieux étayés par des travaux scientifiques. La cure devra durer au moins six semaines et elle peut être renouvelée plusieurs fois dans l'année.

ATTENTION !

Les plantes ne sont pas toujours dénuées d'effets secondaires et elles peuvent interagir avec le métabolisme de nombreux médicaments. Il est donc indispensable de demander conseil à votre médecin ou à votre pharmacien, et de toujours signaler d'éventuels traitements en cours.

LA GRIFFE DU DIABLE *HARPAGOPHYTUM*

Récoltée dans les déserts d'Afrique du Sud et de Namibie, la racine de la griffe du diable (*Harpagophytum procumbens*) a démontré une puissante capacité à réduire l'inflammation et la douleur grâce aux principes actifs qu'elle contient (harpagoside, harpagide, procumboside, procumbide). Les résultats de plusieurs essais cliniques indiquent que la racine de griffe du diable peut améliorer la mobilité articulaire et soulager sensiblement la douleur. La plante favoriserait aussi la détente musculaire[24,25].

Posologie

De 2 à 4 g par jour d'extrait sec, ou 20 à 40 gouttes trois fois par jour de teinture-mère d'*Harpagophytum*.

Le plein effet est obtenu après six à huit semaines de traitement. Il est conseillé de suivre ce traitement au long cours.

Précautions, contre-indications et effets indésirables

L'effet indésirable le plus fréquent est la diarrhée (qui survient dans moins de 10 % des cas) : il faut alors diminuer la posologie quotidienne. D'autres effets secondaires sont possibles bien que rares : nausées, vomissements, douleurs abdominales, maux de tête, bourdonnements dans les oreilles, perte d'appétit et de goût. Il peut aussi y avoir des réactions allergiques cutanées.

L'harpagophytum peut également faire baisser le taux de sucre dans le sang (donc attention en cas de prise de médicament antidiabétique), modifier la pression artérielle et le rythme cardiaque.

LE BOSWELLIA SERRATA

Le boswellia est un arbre que l'on trouve dans les régions montagneuses de l'Inde. Utilisé de longue date en médecine ayurvédique (médecine traditionnelle de l'Inde) et en médecine traditionnelle chinoise, il fait partie des plantes médicinales orientales les mieux étudiées par les scientifiques occidentaux.

Les propriétés anti-inflammatoires de sa résine ont été démontrées *in vitro* et sur des animaux. Plusieurs études cliniques ont indiqué un effet bénéfique sur l'arthrose du genou[26,27].

L'acide boswellique, principe actif du boswellia, bloque la synthèse des leucotriènes qui sont des substances favorisant la réaction inflammatoire. De plus, il améliore la circulation sanguine dans les articulations et les autres tissus touchés par l'inflammation.

Posologie

300 à 500 mg d'extrait standardisé, trois fois par jour. Effet obtenu après deux à quatre semaines de traitement.

Précautions, contre-indications et effets indésirables

Le boswellia ne présente aucune toxicité et il n'y a aucune interaction connue avec les médicaments.

LE CURCUMA

Utilisé depuis des siècles pour ses propriétés antirhumatismales en médecine ayurvédique, de même que dans les médecines traditionnelles de la Chine, du Japon, de la Thaïlande et de l'Indonésie, le curcuma (*Curcuma longa*) est une épice tirée du rhizome du même nom.

Les rhizomes du curcuma contiennent de nombreux antioxydants. Parmi eux, on trouve des substances appelées curcuminoïdes (curcumine et turmérones) dont le pouvoir antioxydant est extrêmement puissant. Le curcuma se situe au cinquième rang quant à son contenu en antioxydants parmi plus de 1 000 aliments analysés.

Le curcuma est aussi riche en manganèse qui agit comme cofacteur de plusieurs enzymes et participe à la prévention des dommages causés par les radicaux libres.

Les bienfaits du curcuma contre l'arthrose ont été démontrés dans des études cliniques et ses mécanismes d'action élucidés (lire encadré).

MODE D'ACTION DE CUCURMINOÏDES

Les curcuminoïdes inhibent l'activation d'une protéine (NF-kB) qui déclenche l'inflammation et la destruction de l'articulation. La production de nombreux médiateurs de l'inflammation est freinée : cytokines pro-inflammatoires (notamment TNF alpha et interleukine-8) et leucotriènes. On constate aussi une diminution de production de substance P (molécule qui génère la douleur au niveau des terminaisons nerveuses).

Le curcuma peut être inclus dans les plats cuisinés ou consommé en tisane (une cuillerée à café de poudre de curcuma infusée durant dix minutes). Il est aussi disponible sous forme de comprimés ou de gélules.

Pour une bonne assimilation, il doit être associé à un corps gras et à du poivre qui augmente grandement (× 20) son absorption intestinale. Ainsi, l'ajout de poivre à un mets contenant du curcuma est une façon simple d'accroître le potentiel thérapeutique de la curcumine.

Posologie

Prendre de 1,5 g à 3 g par jour de rhizome séché en poudre, ce qui correspond à environ 60 mg à 200 mg de curcuminoïdes. Il existe des comprimés associant extrait de curcuma et poivre.

LE GINGEMBRE

Les médecines ayurvédique et chinoise utilisent depuis des millénaires le gingembre (*Zingiber officinale*) pour combattre les inflammations de toutes natures. Le gingembre est étudié depuis une vingtaine d'années par les scientifiques qui ont confirmé le caractère anti-inflammatoire de ses composés. En s'opposant à l'action pro-inflammatoire de deux types d'enzymes, les cyclo-oxygénases et les lipo-oxygénases, il serait aussi efficace contre la douleur que les traitements allopathiques pour les trois quarts des patients l'ayant substitué à leurs médicaments. Il réduirait la fréquence des poussées responsables de la destruction du cartilage.

Une quarantaine de composés antioxydants ont été découverts dans le gingembre. Le gingembre moulu se situe au troisième rang quant à son contenu en antioxydants parmi plus de 1 000 aliments analysés. Il est aussi riche en cuivre et en manganèse qui contribuent également à la défense du corps contre les radicaux libres.

Le gingembre peut être consommé de multiples façons : frais et cru, râpé sur des plats cuisinés, en infusion, mariné au vinaigre, confit, sauté ou cuit. Il est aussi disponible en gélules sous forme de poudre (gingembre moulu).

En consommant du gingembre avec de l'ail et/ou de l'oignon, on créerait une synergie entre leurs différents composés antioxydants (un composé retrouvé dans l'ail, le disulfure de diallyle, réduirait l'usure des cartilages), ce qui leur permettrait de surpasser leurs effets antioxydants individuels. Il existe des compléments alimentaires contenant de l'extrait d'ail vieilli standardisé en disulfure de diallyle.

Posologie

1 à 2 g de gingembre en poudre ou environ 10 g de gingembre frais par jour. Effet obtenu après six à huit semaines.

À RETENIR

Gingembre et curcuma ont un rôle doublement bénéfique dans l'arthrose. Ils luttent contre les processus inflammatoires dans l'organisme et agissent comme de puissants antioxydants.

LA GRIFFE DU CHAT

La griffe du chat (*Una de gato, Uncaria tomentosa*) est une plante antioxydante qui calme les états inflammatoires et stimule les défenses naturelles.

Liane grimpante qui pousse sur les hauts plateaux de l'Amazonie péruvienne, on l'appelle « griffe de chat » en raison de ses petites stipules en forme de griffes de chat.

L'écorce de la liane *Uncaria tomentosa* contient un grand nombre de composants hautement actifs (alcaloïdes, triterpènes, polyphénols et phytostérols). Elle peut être récoltée sans détruire inutilement la liane, ce qui permet de protéger l'écosystème fragile de l'Amazonie.

Posologie

500 mg d'extrait standardisé, trois fois par jour au moment des repas.

LE CASSIS

Les feuilles de cassis (*Ribes nigrum*) ont un effet anti-inflammatoire et peuvent être utilisées sous plusieurs formes :

- infusion quotidienne (5 à 10 g de feuilles séchées dans 250 ml d'eau bouillante durant quinze minutes) ;
- gélules de poudre totale de feuilles (1,5 g par jour) ;
- macération glycérinée ;
- teinture-mère (macération alcoolique) 100 à 200 gouttes par jour ;
- extrait fluide.

Il existerait une synergie entre l'*Harpagophytum* et le *Ribes nigrum* qui optimiserait l'effet anti-inflammatoire des deux plantes.

LA PRÊLE

Riche en flavonoïdes et en minéraux (silicium, calcium, potassium), la prêle (*Equisetum arvense*) est une plante reminéralisante qui favoriserait la reconstruction du cartilage. Elle est utilisable en décoction et aussi disponible en gélules ou comprimés.

Posologie

1 à 1,5 g par jour de poudre de prêle (disponible en gélules).

LE BAMBOU

Il appartient à la grande famille des *bambusoideae* qui compte plus de 1 200 espèces.

Tout comme la prêle, le bambou est une plante très riche en silice et serait donc d'une aide importante pour protéger les os et le cartilage. Il stimulerait la synthèse du collagène contenu dans le tissu conjonctif et faciliterait ainsi la reconstitution du cartilage détruit au cours des maladies articulaires.

Posologie

1 à 1,5 g par jour de poudre de bambou tabashir (disponible en gélules).

L'ORTIE

Utilisée depuis l'Antiquité pour traiter l'arthrite, le mécanisme d'action de l'ortie (*Urtica dioica et Urtica urens*) reste inconnu. Son efficacité pourrait être liée à leur teneur en sérotonine et histamine, deux neurotransmetteurs qui pourraient influer sur la perception et la transmission de la douleur au niveau des terminaisons nerveuses.

Mais l'ortie est aussi riche en minéraux (comme le zinc, le cuivre, la silice, le calcium) qui lui procurent des vertus reminéralisantes.

On peut utiliser les fleurs et feuilles séchées en infusion (5 à 10 g pendant dix à quinze minutes dans 150 ml d'eau bouillante, à prendre trois fois par jour). Existent aussi :

- l'extrait solide en capsules ou comprimés (de 300 mg à 700 mg, trois fois par jour) ;
- l'extrait fluide (de 2 ml à 5 ml, trois fois par jour) ;
- la teinture alcoolique (de 2 ml à 6 ml dans un verre d'eau, trois fois par jour) ;
- le jus frais stabilisé de la plante (de 5 ml à 10 ml, trois fois par jour).

LA REINE-DES-PRÉS

La reine-des-prés (*Filipendula ulmaria*) est une plante importante dans le traitement des douleurs liées à l'arthrose car elle contient de l'acide salicylique (aspirine végétale). Elle a une action anti-inflammatoire progressive particulièrement bien tolérée.

En traitement de fond de la maladie rhumatismale chronique, on conseille d'associer la reine-des-prés au cassis.

Posologie

De 800 à 1 500 mg par jour de poudre totale sous forme de gélules, ou en infusion des sommités fleuries. En teinture-mère : 100 à 200 gouttes par jour.

LE SAULE BLANC

Le saule blanc (*Salix alba*) est riche en salicine que l'organisme transforme en acide salicylique. On utilise l'écorce des jeunes branches de deux ou trois ans, récoltée au printemps.

L'écorce de saule blanc serait plus efficace qu'un placebo pour réduire la douleur articulaire causée par l'arthrose, mais moins efficace que le diclofénac[28].

La teneur en salicine pouvant varier considérablement d'un produit à l'autre, on recommande généralement d'utiliser un extrait normalisé indiquant la teneur en salicine de chaque dose.

Posologie

60 mg de salicine, quatre fois par jour.

LE PIN MARITIME

Les extraits d'écorce de pin (*Pinus pinaster*), pin maritime principalement, mais aussi d'autres espèces de pin, constituent une source importante d'oligo-proanthocyanidines (OPC) qui sont des substances flavonoïdes dotées de puissantes propriétés antioxydantes. On estime que leur activité antioxydante est de vingt à cinquante fois plus importante que celle des vitamines C et E. Les OPC ont une affinité particulière avec le collagène, protéine qui forme l'essentiel des tissus conjonctifs de l'organisme, notamment la peau, les tendons, ligaments et cartilages, ainsi que la paroi interne des vaisseaux sanguins. Les OPC se lient au collagène et contribuent à préserver l'intégrité de la structure des tissus conjonctifs. Cela s'explique par leur activité antioxydante, mais également parce que les OPC inhibent la synthèse de certaines substances ayant pour effet de déclencher des réactions allergiques et inflammatoires.

Parmi les OPC, le Pycnogenol® est un extrait spécifique d'écorce de pin maritime dont on a démontré l'efficacité dans le traitement de l'arthrose, avec diminution de la douleur et de la raideur articulaires[29].

Deux études en double aveugle avec placebo ayant porté sur 258 personnes atteintes d'arthrose indiquent que la prise de 100 mg à 150 mg de Pycnogenol® par jour réduit le recours aux médicaments anti-inflammatoires[30,31].

Au cours d'un de ces essais, la Protéine C Réactive (marqueur de l'inflammation) a nettement diminué dans le groupe Pycnogenol® tandis qu'elle est restée inchangée dans le groupe placebo[32].

Posologie

100 à 200 mg de Pycnogenol® par jour.

LE PIMENT DE CAYENNE

Des crèmes ou lotions à base de capsaïcine, le composé actif du piment de Cayenne (*Capsicum frutescens*), soulagent la douleur causée par l'arthrose. Cette utilisation est approuvée par la *Food and Drug Administration* (FDA) américaine[33].

Posologie

Appliquer trois à quatre fois par jour une lotion ou un onguent renfermant de 0,025 % à 0,075 % de capsaïcine sur les parties atteintes. L'effet thérapeutique est obtenu au bout d'une à deux semaines.

CHAPITRE 5

LES ANTIOXYDANTS

L'AUGMENTATION DU NOMBRE DE RADICAUX LIBRES joue probablement un rôle dans la destruction cartilagineuse et les douleurs articulaires de l'arthrose.

Ces derniers, responsables du « stress oxydatif », sont neutralisés par les antioxydants qui se retrouvent dans un grand nombre d'aliments, principalement les fruits (surtout les fruits rouges : framboises, myrtilles, cerises...), les légumes (plus particulièrement les crucifères : choux divers, radis noir...), et les légumineuses (haricots, lentilles...). Ces antioxydants sont également présents dans de nombreuses épices et plus particulièrement dans le gingembre et le curcuma.

Plusieurs études ont montré que la supplémentation en certains oligoéléments et vitamines antioxydants a un effet favorable sur l'arthrose.

LES OLIGOÉLÉMENTS

Les oligoéléments sont des éléments minéraux nécessaires à la vie d'un organisme, mais en quantités très faibles (moins de 1 mg/kg de poids du corps).

LE CUIVRE

Le cuivre est connu depuis l'Antiquité pour son rôle dans le soulagement de l'arthrose. Cet oligoélément essentiel[h] joue un rôle fondamental pour les articulations. Il intervient dans la formation du collagène qui est nécessaire au bon fonctionnement des articulations et à la réparation du cartilage.

Le cuivre a démontré son efficacité sur l'arthrose, notamment sur la douleur qu'il peut diminuer de 30 % dès le premier mois de traitement. Il agirait en enrayant le processus inflammatoire par son action antioxydante (en favorisant l'action de la superoxyde dismutase, une enzyme qui inactive les radicaux libres) et en bloquant l'interleukine-1, messager de la destruction du cartilage (lire p. 31).

Les besoins quotidiens chez l'adulte sont de 2 mg. Dans l'alimentation, le cuivre est apporté essentiellement par les féculents, les légumes secs et le foie. Mais la consommation de zinc, de calcium ou de sucres rapides peut diminuer l'absorption intestinale du cuivre et il ne faut pas hésiter à se supplémenter en cas d'arthrose.

ALIMENT	TENEUR EN CUIVRE (MG/100 G)
Légumes secs	0,15 à 0,30
Féculents	0,10
Fruits	0,10
Légumes	0,05 à 0,10

h Un oligoélément est dit essentiel s'il provoque par son absence des anomalies physiologiques qu'il peut prévenir ou corriger par sa seule présence.

Chez le sportif, les déchirures musculaires (« claquages »), fractures de fatigue et entorses pourraient être favorisées par un déficit en cuivre, celui-ci étant fortement éliminé dans la sueur.

Posologie

Une supplémentation avec 1 mg par jour est sans danger et peut constituer une aide appréciable en cas d'arthrose (des problèmes hépatiques sont possibles en cas de supplémentation massive dépassant 30 mg par jour).

LE SÉLÉNIUM

Le sélénium est indispensable à l'activité de la sulfotransférase, nécessaire à la synthèse des protéoglycanes du cartilage. Un déficit en sélénium entraîne une dégénérescence des chondrocytes à l'origine d'une perturbation de la synthèse du collagène. C'est aussi un facteur de faible densité minérale osseuse.

Le sélénium protège les chondrocytes des radicaux libres en favorisant l'action de la glutathion-peroxydase qui est une enzyme antioxydante sélénium dépendante. Puissant antioxydant, son action est renforcée en présence des vitamines A, C et E.

Une maladie rare a été observée dans le nord de la Chine (maladie de Kashin-Beck), caractérisée par une arthrose diffuse qui semble liée à un manque de sélénium dans la nourriture.

Les apports journaliers recommandés (AJR) sont de 75 µg, les besoins variant entre 20 et 200 µg par jour selon l'âge et l'activité physique. Le sélénium est présent de manière générale dans les aliments riches en protéines et certains légumes. On le trouve dans les fruits et légumes (essentiellement les champignons, les tomates, le chou, le brocoli, l'oignon, l'ail...), les céréales (complètes de préférence), les abats (foie, rognons), la viande (surtout rouge, mais aussi la dinde, le porc...), le poisson (maquereau, thon...), les fruits de mer (huîtres et moules), les œufs et en moindre quantité, dans les produits laitiers et les eaux minérales.

ALIMENTS	TENEUR EN SÉLÉNIUM (G/100 G)
Poisson	29 à 35
Coquillages	30 à 50
Œufs	19
Viandes	5 à 20
Fromages	4 à 9

Une prise quotidienne jusqu'à 500 µg par jour de sélénium (même pendant plusieurs mois) ne pose *a priori* aucun problème. Le surdosage devient toxique au-delà de 1 000 µg par jour (soit dix à quinze fois plus que la dose recommandée).

LE SILICIUM

Le silicium est l'élément le plus abondant sur terre après l'oxygène. Présent dans toutes les cellules, c'est l'agent constitutif primordial du tissu conjonctif. Il est impliqué dans la synthèse du collagène, de l'élastine et des protéoglycanes. Sa place en biologie est celle d'un agent de structure et d'architecture au sein des tissus de soutien. C'est avant tout un initiateur de croissance et de régénération qui intervient dans tous les mécanismes vitaux organiques.

Le silicium a une action anti-inflammatoire (en intervenant sur le métabolisme des cytokines) et favorise le processus de minéralisation osseuse (il facilite la fixation du calcium au niveau du squelette et potentialise l'action du zinc et du cuivre).

Les besoins quotidiens sont estimés entre 15 et 40 mg par jour et considérés comme largement couverts par l'alimentation, sans qu'aucune étude n'avalise cette assertion.

Le silicium est apporté par l'eau de boisson et par les aliments : les céréales complètes et les fruits (notamment pommes, agrumes, bananes) et légumes (notamment lentilles, champignons, ail, olives) sont riches en silicium alors que les produits animaux en sont pauvres. Une alimentation qui contient peu de végétaux peut donc être la cause d'un apport insuffisant. Il n'y a pas de carence connue en silicium avec des signes spécifiques, mais une déficience est très probable du fait que dans notre alimentation actuelle, les céréales ne sont plus complètes, les fruits et légumes sont peu abondants et de qualité insuffisante. Quant à l'eau courante, elle est fréquemment floculée par l'aluminium qui élimine une grande partie des silicates.

Le taux de silicium dans les tissus diminue de façon importante avec l'âge. Or une déficience favoriserait l'athérosclérose, l'hypertension artérielle, les troubles ostéo-articulaires et diverses dégénérescences liées à une mauvaise qualité du tissu conjonctif.

Toutefois, les effets du silicium sur la santé sont ignorés par la médecine académique car aucune étude scientifique n'a cherché à les démontrer.

Pour éviter une déficience en silicium, une alimentation riche en fruits et légumes et en céréales complètes est indispensable.

Pour une supplémentation en silicium, on pourra recourir à des plantes qui en sont riches, comme la prêle (plante la plus riche en silice), le bambou ou l'ortie, très utilisées en phytothérapie. Il existe aussi des préparations commerciales (médicaments ou compléments alimentaires) qui apportent du silicium sous forme de silice colloïdale (association d'acide orthosilicique à des glucides ou des protéines) ou d'acide orthosilicique stabilisé par de la choline (sous forme de chlorure de choline).

En dehors de ses activités biologiques vérifiées par l'expérience, le silicium pourrait avoir des propriétés plus subtiles que n'explique pas la biochimie. Le silicium, utilisé en informatique pour ses propriétés conductrices, pourrait maintenir la cellule dans un état vibratoire compatible avec son bon fonctionnement et capter puis transmettre des informations biologiques. Il s'agit actuellement d'un domaine d'hypothèses, mais que tendent à confirmer des recherches scientifiques récentes.

LES VITAMINES

Les vitamines C et E sont indispensables au renouvellement et à la protection du cartilage.

In vitro, la vitamine C augmente la stabilité des protéoglycanes en inhibant l'arylsulfatase (qui détruit ses liaisons sulfate).

Les radicaux oxygénés peuvent inhiber la synthèse des protéoglycanes par les chondrocytes, mais *in vitro* l'acide L-ascorbique (vitamine C) et l'alpha-tocophérol (vitamine E) protègent les chondrocytes de ces radicaux libres.

In vivo, l'étude de la consommation d'antioxydants chez 640 participants de la *Framingham Osteoarthritis Cohort Study*, dont 149 présentaient une arthrose du genou, a révélé qu'une consommation élevée d'acide ascorbique en particulier et, dans une moindre mesure, de bêta-carotène et d'alpha-tocophérol (vitamine E) réduit le risque de perte de cartilage et protège de l'arthrose.

Tous les végétaux contiennent de la vitamine C, mais en quantité très variable. On en trouve également dans le foie, le lait, la viande et les poissons mais en très faibles quantités.

ALIMENTS	TENEUR EN VITAMINE C (MG/100 G)
Cassis	200
Kiwis	94
Agrumes	50
Fraises	60
Framboises	25
Fruits exotiques	20 à 180
Choux	50
Poivrons	126
Tomates	18

La vitamine C est la plus fragile des vitamines. Elle est particulièrement sensible à l'oxydation et à la chaleur. La teneur en vitamine C est donc très variable pour un même aliment selon la maturité et la durée de stockage après la récolte.

L'effet secondaire principal d'un excès de vitamine C est la diarrhée. En effet, les fortes doses sont très mal absorbées. La toxicité de la vitamine C est donc quasi nulle.

Les études randomisées en double aveugle[i] ayant évalué l'efficacité d'une supplémentation en vitamine E dans l'arthrose ont toutes montré un effet antalgique supérieur au placebo et équivalent au diclofenac à la posologie de 90 mg par jour. Les effets secondaires sont 3,4 fois moindres sous vitamine E (7,7 %) que sous diclofenac (25,9 %).

Les aliments les plus riches en vitamine E sont les huiles végétales et les margarines, les fruits oléagineux et les germes de céréales. On en trouve également, en moindre proportion, dans les fractions lipidiques de certains produits d'origine animale (foie, œufs et matière grasse du lait) et dans certains légumes verts.

La vitamine E n'est pas toxique même à fortes doses. Néanmoins, elle diminue l'adhésion des plaquettes du sang nécessaires à une bonne coagulation et peut diminuer l'absorption de la vitamine K.

i Une étude randomisée est une étude au cours de laquelle les participants sont répartis de façon aléatoire par tirage au sort dans le groupe témoin et le groupe expérimental. Toute autre méthode induit des biais de sélection. L'étude est dite en double aveugle quand ni l'expérimentateur ni le volontaire ne savent si le produit absorbé est le médicament testé ou un placebo.

Les antioxydants coopèrent entre eux : ainsi la vitamine C régénère la vitamine E, la glutathion peroxydase ne peut agir sans la vitamine E et le sélénium.

ALIMENTS	TENEUR EN VITAMINE E (UI/100 G)
Huile de tournesol	56
Autres huiles végétales	10 à 30
Margarine	10
Noisettes, amandes	20 à 25
Pistaches, cacahuètes	5 à 10
Beurre	1,5
Œufs	1,5
Légumes verts	0,1 à 2

CHAPITRE 6

LES AUTRES SUBSTANCES

LES ACIDES GRAS OMÉGA-3

On les trouve dans les légumes à feuilles vertes, les noix, les poissons gras (comme les anchois, harengs, maquereaux, sardines, saumons), les graines de lin, les huiles de colza et de noix. Une fois absorbés, ces acides gras donnent naissance à des substances qui ont de puissantes propriétés anti-inflammatoires.

Empiriquement, les malades atteints d'arthrose ont constaté de longue date une amélioration de leurs douleurs articulaires par la prise d'huile de foie de morue qui est riche en acides gras oméga-3 (et en vitamine D).

Des études cliniques ont montré que les acides gras oméga-3 freinent la destruction cartilagineuse et réduisent l'inflammation et la douleur.

Expérimentalement, l'exposition en laboratoire de cartilage arthrosique à de l'huile de foie de morue provoque une inhibition des enzymes dégradant le cartilage (métalloprotéases).

Les acides gras oméga-3 freinent la production des cytokines pro-inflammatoires et favorisent la production de résolvines, molécules intervenant à la phase finale de la réaction inflammatoire et permettant la réparation complète (dite *ad integrum*) des tissus (lire p. 29).

Dans notre alimentation actuelle, nous consommons environ dix à quatorze fois plus d'oméga-6 que d'oméga-3, alors que le rapport souhaitable serait de trois pour un. Ce déséquilibre semble impliqué dans la survenue de nombreux problèmes de santé chroniques en favorisant un état inflammatoire permanent dans l'organisme.

Les oméga-3 ralentissant de manière significative la dégradation des cartilages, il est important de rééquilibrer la part des oméga-3 par rapport à celle des oméga-6 dans l'alimentation.

Des suppléments d'oméga-3 peuvent toutefois être préconisés en veillant à respecter un bon équilibre entre l'EPA (acide eicosapentaenoique) et l'DHA (acide docosahexaenoique) qui sont deux acides gras de la famille des oméga-3. Demandez conseil à votre médecin.

Posologie

En cas d'arthrose avérée, elle est d'au moins 2 g par jour. Une diminution du taux de CRP (Protéine C Réactive) de 16 % est constatée après une supplémentation avec des huiles de poisson (acides gras oméga-3 à longue chaîne).

LA BROMÉLAÏNE

Enzyme protéolytique extraite de la tige de l'ananas, la bromélaïne a de multiples vertus par ses effets anti-inflammatoires. Elle est sans toxicité ni dose maximale.

Plusieurs études en double aveugle, contrôlées contre placebo, ont montré son efficacité pour diminuer la douleur et l'œdème après une intervention chirurgicale.

Quelques essais cliniques indiquent que l'administration de bromélaïne peut atténuer les douleurs et raideurs articulaires en cas d'arthrose. Cet effet est attribué à son action anti-inflammatoire, mais la bromélaïne pourrait également agir sur les récepteurs de la douleur[34].

Posologie

L'activité de la bromélaïne s'exprime en GDU (Gelatin Digesting Units) par gramme. Les concentrations des préparations commerciales proposées varient de 1 000 à 3 000 GDU/g. En cas d'arthrose, on peut recommander de prendre 4 000 à 6 000 GDU par jour, en deux ou trois prises en dehors des repas.

LA SAMe (S-ADENOSYL-L-MÉTHIONINE)

Synthétisée naturellement par toutes les cellules du corps à partir des protéines des aliments, elle est impliquée dans de nombreux processus biochimiques fondamentaux où elle agit notamment comme donneur de groupes méthyles.

La SAMe protégerait les articulations en stimulant la synthèse des protéoglycanes par les chondrocytes. Utilisée sous forme de complément alimentaire, elle serait aussi efficace sur la douleur que les anti-inflammatoires classiques sans en avoir les effets indésirables[35,36,37,38].

Posologie

400 mg trois fois par jour, pendant trois semaines, puis réduire la dose quotidienne à 200 mg, deux fois par jour. Le plein effet est obtenu au bout d'un mois de traitement.

LE MSM (MÉTHYL SULFONYL MÉTHANE)

« *Du soufre pour ne plus souffrir.* »

Le soufre est présent en concentration élevée dans le collagène de la peau, des articulations et des vaisseaux sanguins. Dans les articulations, il participe à la production du sulfate de chondroïtine, du sulfate de glucosamine et de l'acide hyaluronique qui confèrent au cartilage son élasticité (lire p. 22). Il joue un rôle critique dans la stabilité et l'intégrité du tissu conjonctif et des protéines.

Le méthyl-sulfonyl-méthane (MSM) est une source stable, riche et naturelle de soufre organique. Hautement biodisponible, il est naturellement présent en faible quantité dans de nombreux aliments (lait de vache, particulièrement riche s'il n'est pas chauffé, viande, fruits de mer, algues, fruits et légumes, thé, café, chocolat), mais il est détruit par chauffage, séchage et autres méthodes de traitement de l'industrie alimentaire moderne. De plus, l'agriculture moderne a réduit considérablement la présence de MSM dans les plantes.

Grâce au soufre qu'il renferme, le MSM contribuerait à maintenir en bon état les tissus conjonctifs (tendons, derme profond, collagène, cartilage, etc.). Le soufre est crucial à l'action du glutathion, un neutralisateur de radicaux libres très puissant, nécessaire pour la formation et la restauration de la matrice cellulaire du cartilage.

Découvert dans les années 1970 aux États-Unis, le MSM a été initialement très utilisé en médecine vétérinaire pour lutter contre les troubles inflammatoires musculaires et articulaires, notamment chez les chevaux de course et les chiens de race. Actuellement, il est essentiellement proposé dans le contexte des compléments alimentaires, pour soulager les douleurs liées à l'arthrose.

Deux essais cliniques de bonne qualité méthodologique sur plusieurs centaines de personnes souffrant d'arthrose semblent justifier son usage dans ce contexte. Des études de plus grande envergure restent toutefois nécessaires pour mieux définir les conditions de cet usage.

Une étude en double aveugle a montré une réduction de 82 % de la douleur de patients arthrosiques après six semaines de supplémentation avec 2,25 g de MSM quotidiens.

Un essai clinique de qualité a également montré que l'association de MSM et de glucosamine soulage efficacement les douleurs arthrosiques. L'association des deux molécules semble synergique et donner de meilleurs résultats que chaque composé pris séparément.

Des études montrant que le taux de MSM dans l'organisme baisse fortement avec l'âge, la supplémentation apparaît donc logique en cas d'arthrose, surtout chez les personnes qui ne consomment ni lait ni aliments non traités.

Non toxique et sans incompatibilité médicamenteuse, le MSM doit être pris de façon régulière chaque jour pendant une période prolongée. Les premiers résultats bénéfiques apparaissent après trois semaines environ.

Les effets indésirables sont rares. Les plus fréquemment signalés sont des nausées, des diarrhées et des maux de tête.

Posologie

Prendre 1,5 g par jour en deux ou trois prises. Augmenter la dose jusqu'à 6 g par jour, au besoin. Il est parfois associé dans des compléments alimentaires au sulfate de chondroitine et au sulfate de glucosamine.

PARTIE 5

LES INTERVENTIONS CHIRURGICALES

CHEZ UNE PERSONNE NON ARTHROSIQUE, UNE ANOmalie osseuse susceptible d'être ultérieurement à l'origine d'une arthrose peut être corrigée par une intervention chirurgicale préventive. L'exemple le plus connu est celui de la luxation congénitale de la hanche où l'intervention chirurgicale vise à diminuer la charge exercée sur l'articulation et ainsi à éviter ou à retarder la survenue d'une arthrose.

La chirurgie peut aussi être indiquée en cas d'arthrose débutante chez un patient ayant une anomalie anatomique dont on sait qu'elle favorisera le développement de l'arthrose : réaxation des os de la jambe (ostéotomie) en cas d'arthrose du genou débutante, recentrage de la rotule en cas d'arthrose débutante entre la rotule et le fémur.

En cas d'arthrose avérée, l'arthroscopie permet de retirer des débris de cartilage et d'os dans l'articulation. Cette intervention simple, qui se termine par l'injection de corticoïdes dans l'articulation, peut procurer un soulagement pour une durée de quelques mois.

Mais le plus souvent, c'est devant une articulation gravement atteinte entraînant des douleurs intenses et une impotence fonctionnelle que les traitements physiques et les médicaments n'arrivent plus à soulager, que le médecin adresse son patient au chirurgien orthopédiste pour la pose d'une prothèse articulaire.

Chaque année en France, 50 000 prothèses de genou et 150 000 prothèses de hanche sont posées, dont 10 000 prothèses de hanche et 7 000 prothèses de genou chez des patients de plus de 75 ans.

Il y a, en France, environ 360 000 personnes de plus de 75 ans vivant avec une prothèse de hanche (8 % de la population concernée) et 140 000 avec une prothèse de genou (3 % de la population concernée).

La maladie touche des patients de plus en plus jeunes, et grâce aux progrès de la chirurgie, on constate actuellement une augmentation importante de la pose de prothèses totales de genou chez des patients de moins de 60 ans (dans la tranche d'âge 50-60 ans, 1,6 patient sur 1 000 est porteur d'une prothèse totale du genou).

La pose d'une prothèse articulaire (hanche, genou, épaule) est aujourd'hui une intervention « de routine » qui permet de soulager les douleurs, faire disparaître la boiterie et redonner une autonomie aux malades. Les complications sont peu fréquentes, même si elles peuvent être très graves (luxation, descellement, complications infectieuses). Un bon résultat est obtenu dans 98 % des cas pour la hanche et 60 % des cas pour le genou.

Les prothèses sont très efficaces. Le principe opératoire n'a pas beaucoup évolué depuis une cinquantaine d'années : on remplace l'articulation lésée par une prothèse. En revanche les techniques opératoires ainsi que les matériaux utilisés ont fait de grands progrès.

Les prothèses sont aujourd'hui bien tolérées par le corps, elles se descellent beaucoup plus rarement et sont de plus en plus solides. À ce jour, une prothèse peut durer quinze à vingt ans et permettre la reprise d'une activité physique presque normale après la récupération complète post-chirurgicale (qui peut prendre six à douze mois).

Les arthroses des doigts peuvent aussi être opérées. La rhizarthrose du pouce, qui peut être très handicapante pour les gestes quotidiens, peut être guérie par la chirurgie.

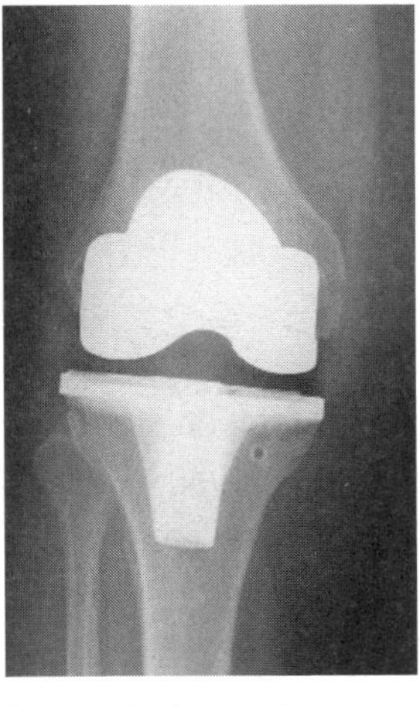

Radiographie d'une articulation du genou avec prothèse.

À RETENIR

La prothèse (remplacement de l'articulation normale par une articulation artificielle) peut transformer la vie des patients en cas d'arthrose évoluée. Cependant, une articulation prothétique ne donne jamais une fonction équivalente à une articulation naturelle et l'indication d'une prothèse ne doit être portée qu'en cas de gêne fonctionnelle importante.

CONCLUSION

TRÈS FRÉQUENTE, L'ARTHROSE EST UN VRAI PROBLÈME de Santé publique du fait des handicaps qu'elle provoque, mais aussi de par la forte augmentation de mortalité qui lui est associée.

Malgré les progrès de la recherche médicale, les traitements conventionnels actuellement proposés restent peu efficaces à long terme et entachés de multiples effets secondaires.

C'est pourquoi les mesures préventives sont si importantes. Elles sont faciles à mettre en œuvre, peu coûteuses et permettent de promouvoir une bonne santé générale : éviter le surpoids, avoir une alimentation riche en fruits et légumes, limiter les graisses saturées, pratiquer une activité physique régulière, ne pas être carencé en vitamine D.

En cas d'arthrose déclarée, il existe une grande variété de produits naturels, efficaces et bien tolérés, qui permettent de retarder, limiter, voire éviter le recours aux anti-inflammatoires de synthèse. Les traitements physiques ont aussi toute leur importance et nécessitent une éducation thérapeutique du patient, comme dans toute maladie chronique.

L'éducation thérapeutique a pour but l'autonomie du patient et sa prise de pouvoir sur la maladie. Pour cela, il doit la comprendre et connaître les traitements efficaces ainsi que leurs effets secondaires. Cette éducation demandant du temps et étant peu rémunératrice, les médecins y adhèrent peu. Pour changer les pratiques, une amélioration du cadre économique est aujourd'hui souhaitable.

Ce n'est le plus souvent qu'après une longue évolution, si les moyens précédents n'ont pas été mis en œuvre, que la chirurgie prothétique permettra de rendre au patient son autonomie et de soulager ses douleurs.

BIBLIOGRAPHIE

1. YUSUF E ET AL. : *Association between weight or body mass index and hand osteoarthritis: a systematic review.* Ann Rheum Dis. 2010 Apr; 69(4): 761-5.

2. LEE MS ET AL. : *Tai chi for osteoarthritis: a systematic review.* Clin Rheumatol. 2008 Feb; 27(2): 211-8. Epub 2007 Sep 14. Review.

3. HULME J ET AL. : *Electromagnetic fields for the treatment of osteoarthritis.* Cochrane Database Syst Rev. 2002(1): CD003523.

4. FINI M ET AL. : *Effects of pulsed electromagnetic fields on articular hyaline cartilage: review of experimental and clinical studies.* Biomed Pharmacother. 2005; 59(7): 388-94.

5. MCCARTHY CJ ET AL. : *Pulsed electromagnetic energy treatment offers no clinical benefit in reducing the pain of knee osteoarthritis: a systematic review.* BMC Musculoskelet Disord. 2006; 7: 51.

6. HARZY T ET AL. : *Short- and long-term therapeutic effects of thermal mineral waters in knee osteoarthritis: a systematic review of randomized controlled trials.* Clin Rheumatol. 2009 May; 28(5): 501-7.

7. FOLEY A ET AL. : *Does hydrotherapy improve strength and physical function in patients with osteoarthritis? A randomised controlled trial comparing a gym based and a hydrotherapy based strengthening programme.* Ann Rheum Dis. 2003; 62(12): 1162-7.

8. WHITE A ET AL. : *Acupuncture treatment for chronic knee pain: a systematic review.* Rheumatology (Oxford). 2007 Mar; 46(3): 384-90. Epub 2007 Jan 10. Review.

9. ZHANG W ET AL. : *OARSI recommendations for the management of hip and knee osteoarthritis, Part II: OARSI evidence-based, expert consensus guidelines.* Osteoarthritis Cartilage. 2008 Feb; 16(2): 137-62. Review.

10. KAHAN A ET AL. : *Long-term effects of chondroitins 4 and 6 sulfate on knee osteoarthritis: The study on osteoarthritis progression prevention, a two-year, randomized, double-blind, placebo-controlled trial.* Arthritis & Rheum 2009; 60: 524-33.

11. WILDI LM ET AL. : *Chondroitin sulphate reduces both cartilage volume loss and bone marrow lesion in knee osteoarthritis patients starting as early as 6 months after initiation of therapy: a randomized, double-blind, placebo-controlled pilot study using MRI.* Ann Rhem Dise 2011 Jun; 70(6): 982-9. Epub 2011 Mar 1.

12. POOLSUP N ET AL. : *Glucosamine long-term treatment and the progression of knee osteoarthritis: systematic review of randomized controlled trials, Ann.* Pharmaother, June 2005, 39(6): 1080-7.

13. Pavelka K et al. : *Glucosamine use and delay of progression of knee osteoarthritis: a 3-year, randomized, placebo-controlled, double-blind study.* Arch Intern Med 2002 Oct 14; 162(18): 2113-23.

14. Rindone JP et al. : *Randomized, controlled trial of glucosamine for treating osteoarthritis of the knee.* West J Med 2000 Feb; 172(2): 91-4.

15. Hughes R, Carr A : *A randomized, double-blind, placebo-controlled trial of glucosamine sulphate as an analgesic in osteoarthritis of the knee.* Rheumatology (Oxford) 2002 Mar; 41(3): 279-84.

16. Reginster JY et al. : *Long-term effects of glucosamine sulphate on osteoarthritis progression: a randomised, placebo-controlled clinical trial.* Lancet 2001 Jan 27; 357(9252): 251-6.

17. Clegg DO et al. : *Glucosamine, chondroitin sulfate, and the two in combination for painful knee osteoarthritis.* N Engl J Med, 2006 Feb 23; 354(8): 795-808.

18. Vangsness CT Jr et al. : *A review of evidence-based medicine for glucosamine and chondroitin sulfate use in knee osteoarthritis.* Arthroscopy. 2009 Jan; 25: 86-94.

19. Maheu E et al. : *Symptomatic efficacy of avocado/soybean unsaponifiables in the treatment of osteoarthritis of the knee and hip: a prospective, randomized, double-blind, placebo-controlled, multicenter clinical trial with*

a six-month treatment period and a two-month followup demonstrating a persistent effect. Arthritis Rheum. 1998 Jan; 41(1): 81-91.

20. BLOTMAN F ET AL. : *Efficacy and safety of avocado/ soybean unsaponifiables in the treatment of symptomatic osteoarthritis of the knee and hip. A prospective, multicenter, three-month, randomized, double-blind, placebo-controlled trial.* Rev Rhum Engl Ed. 1997 Dec; 64(12): 825-34.

21. APPELBOOM T ET AL. : *Symptoms modifying effect of avocado/soybean unsaponifiables (ASU) in knee osteoarthritis. A double blind, prospective, placebo-controlled study.* Scand J Rheumatol. 2001; 30(4): 242-7.

22. LEQUESNE M ET AL. : *Structural effect of avocado/soybean unsaponifiables on joint space loss in osteoarthritis of the hip.* Arthritis Rheum. 2002 Feb; 47(1): 50-8.

23. GLOVER TL ET AL. : *Vitamin D, race, and experimental pain sensitivity in older adults with knee osteoarthritis.* Arthritis Rheum 2012 dec; 64 (12): 3926-35.

24. CHANTRE P ET AL. : *Efficacy and tolerance of Harpagophytum procumbens versus diacerhein in treatment of osteoarthritis.* Phytomedicine. 2000 Jun; 7(3): 177-83.

25. WARNOCK M ET AL. : *Effectiveness and safety of Devil's Claw tablets in patients with general rheumatic disorders.* Phytother Res. 2007 Dec; 21(12): 1228-33.

26. ETZEL R : *Special extract of Boswellia serrata in the treatment of rheumatoid arthritis.* Phytomedicine 1996; 3: 91-94.

27. KIMMATKAR N ET AL. : *Efficacy and tolerability of Boswellia serrata extract in treatment of osteoarthritis of knee--a randomized double blind placebo controlled trial.* Phytomedicine. 2003 Jan; 10(1): 3-7.

28. BIEGERT C ET AL. : *Efficacy and safety of willow bark extract in the treatment of osteoarthritis and rheumatoid arthritis: results of 2 randomized double-blind controlled trials.* J Rheumatol. 2004 Nov; 31(11): 2121-30.

29. FARID R ET AL. : *Pycnogenol supplementation reduces pain and stiffness and improves physical function in adults with knee osteoarthritis.* Nutr Res 2007; 27: 692-697.

30. CISÁR P ET AL. : *Effect of pine bark extract (pycnogenol) on symptoms of knee osteoarthritis.* Phytother Res. 2008 Aug; 22(8): 1087-92.

31. BELCARO G ET AL. : *Treatment of osteoarthritis with pycnogenol.* The SVOS (San valentine Osteo-Arthtosis Study). Evaluation of signs, symptoms, physical performance and vascular aspects. Phytother Res 2008; 22(4): 518-23.

32. BELCARO G ET AL. : *Variations in C Reactive protein, plasma free radicals and fibrinogen values in patients with osteoarthritis treated with pycnogenol.* Redox Rep. 2008; 13(6): 271-6.

33. ZHANG W ET AL. : *Osteoarthritis Cartilage. OARSI recommendations for the management of hip and knee osteoarthritis, Part II: OARSI evidence-based, expert consensus guidelines.* 2008 Feb; 16(2): 137-62. Review.

34. KLEIN G ET AL. : *Efficacy and tolerance of an oral enzyme combination in painful osteoarthritis of the hip. A double-blind, randomised study comparing oral enzymes with non-steroidal anti-inflammatory drugs.* Clin Exp Rheumatol. 2006; 24(1): 25-30.

35. MACCAGNO A ET AL. : *Double-blind controlled clinical trial of oral S-adenosylmethionine versus piroxicam in knee osteoarthritis.* Am J Med 1987 Nov 20; 83(5A): 72-7.

36. VETTER G : *Double-blind comparative clinical trial with S-adenosylmethionine and indomethacin in the treatment of osteoarthritis.* Am J Med 1987 Nov 20; 83(5A): 78-80.

37. MULLER-FASSBENDER H : *Double-blind clinical trial of S-adenosylmethionine versus ibuprofen in the treatment of osteoarthritis.* Am J Med 1987 Nov 20; 83(5A): 81-3.

38. KONIG B : *A long-term (two years) clinical trial with S-adenosylmethionine for the treatment of osteoarthritis.* Am J Med. 1987 Nov 20; 83(5A): 89-94.